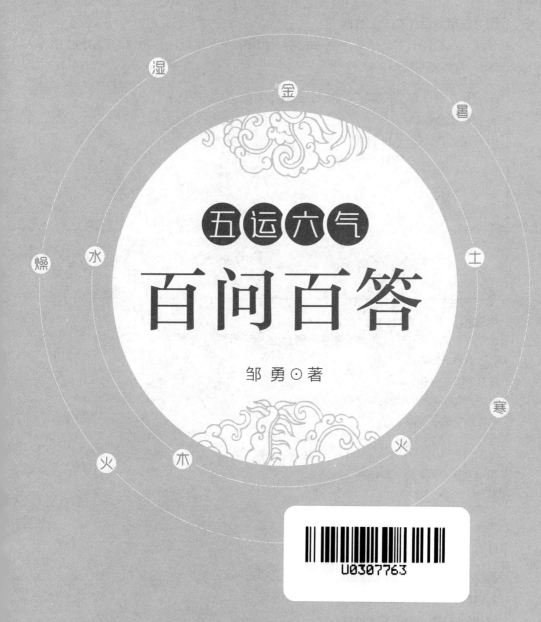

五运六气
百问百答

邹 勇⊙著

中国中医药出版社
·北京·

图书在版编目（CIP）数据

五运六气百问百答 / 邹勇著 . —北京：中国中医药出版社，2018.7（2019.1重印）

ISBN 978 - 7 - 5132 - 4918 - 8

Ⅰ . ①五… Ⅱ . ①邹… Ⅲ . ①运气（中医）—问题解答

Ⅳ . ① R226-44

中国版本图书馆 CIP 数据核字（2018）第 083075 号

中国中医药出版社出版

北京市朝阳区北三环东路 28 号易亨大厦 16 层

邮政编码　100013

传真　010-64405750

廊坊市晶艺印务有限公司印刷

各地新华书店经销

开本 710 × 1000　1/16　印张 14　字数 185 千字

2018 年 7 月第 1 版　2019 年 1 月第 2 次印刷

书号　ISBN 978 - 7 - 5132 - 4918 - 8

定价　56.00 元

网址　www.cptcm.com

社 长 热 线　010-64405720

购 书 热 线　010-89535836

维 权 打 假　010-64405753

微信服务号　zgzyycbs

微商城网址　https://kdt.im/LIdUGr

官 方 微 博　http://e.weibo.com/cptcm

天猫旗舰店网址　https://zgzyycbs.tmall.com

如有印装质量问题请与本社出版部联系（010-64405510）

前言

在山东淄博讲课，得中国中医药出版社王秋华副编审约稿。沉思再三，决定写一本《五运六气百问百答》。因刚完成《五运六气入门与提高十二讲》《三因司天方解读》《五运六气经典理论导读》，三本书从不同方面介绍了五运六气的理论研究与临床应用。本书再以问答的形式，解答读者对运气理论的问题和疑惑，使读者对五运六气理论和临床应用获得更加简明清晰的认识。

笔者从事中西医结合临床工作，研究方向为经典与临床应用。学习五运六气理论，笔者从 1992 年师从田文教授，2002 年师从高思华教授，2014年得到顾植山教授的指点，听过孟庆云、田合禄教授的课，读过方药中、任应秋、杨力、苏颖、杨威教授的书，但总是在不解中徘徊。最终还是依靠自学，反复研读七篇大论，再结合《黄帝内经》其他篇章，在学习中不断总结，所悟心得，结合临床实践，于 2015 年完成了《五运六气入门与提高十二讲》，并于 2017 年由人民卫生出版社出版，书成后感觉知识连贯起来，接着完成了人民卫生出版社《三因司天方解读》《五运六气经典理论导读》选题，今再作《五运六气百问百答》，把我自己学习五运六气理论和临床应用的体会全面奉献给读者。

　　五运六气理论学习艰难，方药中先生在《黄帝内经素问运气七篇讲解》一书中多次感慨治学之难。五运六气理论学习也极易走偏，学习五运六气需要不断深入的过程，笔者也是在不断学习，不断提高，唯恐贻误读者。如对五气经天图的认识，来源于刘温舒所作五天气图，或许是对《素问·五运行大论》所引《太始天元册》的示意图，非二十八宿在《黄帝内经》时代的真实图示，笔者在本书中予以阐述。

　　书中插图7幅，九宫图（图1）根据中国医药科技出版社2011年版《灵枢经》，由曹书敏老师重新制作；五天气图（图2）、四时气候之图（图4）源于刘温舒《素问入式运气论奥》，本书引自张立平《素问运气论奥校注》（学苑出版社，2009年版）；二十四节气星纪图（图3）为笔者根据《汉书》所画示意图；十干起运诀（图5）、十二支司天诀（图6）根据刘温舒《素问入式运气论奥》，由曹书敏老师重新制作；贾湖骨笛（图7）源于网络照片，由曹书敏老师重新制作。在此对张立平副研究员、曹书敏老师谨表谢忱！

　　五运六气理论在很长一段时间内被认为是玄学，很多人没有深究，历代深入研究并临床应用的医家也不多。当深入研究《素问》七篇大论，再读《黄帝内经》相关篇章后，方能体悟五运六气理论的深刻内涵，了解中医学天人相应的科学思想。任何理论必经临床实践的检验，方能证明其科学性和实用性，五运六气理论也是这样。笔者用以经解经的态度学习五运六气理论，并效验临床。大道至简，将晦奥难懂的五运六气理论简化为实用的临床工具，需要多年的积累、名师的指点、个人的感悟，并经过刻苦的学习，应用于临床。

　　本书可与《五运六气经典理论导读》《五运六气入门与提高十二讲》《三因司天方解读》互相参照，虽个别篇章有所重复，基本是深入浅出，互相补充，希望笔者的学习体会能给读者学习五运六气理论和临床应用有所启发。

本书承烟台毓璜顶医院中医中西医结合科顾友谊副主任医师全书整理，深表感谢！

邹勇

2018 年 3 月于烟台毓璜顶医院

目录

五运六气 基础篇

五运六气 入门篇

五运六气 临床篇

五运六气 探讨篇

五运六气

基础篇

1. 五运六气的概念是什么

　　传统运气学说是以宇宙天体运行规律演绎自然规律和人体生命规律的一门学科。其内涵是以天体视运动现象，与自然界气象、气候、物候等变化相联属，对人体生命与疾病变化规律进行深入探讨并提出防病治病方法。

　　由于古人对客观世界的认识角度和认识方法有限，传统运气学是以人肉眼所能观察到的天体自然现象为基础的理论体系，既有客观性，也有主观性。为此作者提出了客观运气学假说。客观运气学是在中医天人相应观念指导下，以地球在宇宙间的运行规律，探讨自然界气象、物候和人体发病及防病治病的理论体系。

　　客观运气学研究的内涵是地球在太阳系的公转、自转规律和宇宙能量、大气环流规律以及由此而产生的自然现象和人体发病规律，它包含了传统中医运气学的研究成果，从客观认识角度上，全面展现自然规律和人体发病规律。所谓宇宙能量，是指太阳系中有各种高能射线以及各种高能粒子流等物质的运动。地球在运动过程中，大气环流受宇宙能量的影响。

2. 何为五运

　　五运：以木、火、土、金、水五行之气的运行变化，说明宇宙天体、自然气候、物候与人体疾病的相关变化规律。

　　五运一词，最早见于公元前356～公元前302年的战国时代，齐国邹衍"著终始五德之运"。《白虎通义·五行》云："五行者，谓金、木、水、火、土也。言行者，欲为天行之义也。"《汉书·艺文志》云："五行者，五常之行气也。"王冰曰："五运，谓五行之气，应天之运而主化者也。"明代张三锡《医学六要·五运要略》云："盖运者，动也，主行乎天地之间，管一年之化令也。"

3. 何为六气

六气：即风、寒、暑、湿、燥、火，是六种不同的天气变化特征，是天体运行所化生的自然现象。《素问·天元纪大论》云："天有五行，御五位，以生寒暑燥湿风……寒暑燥湿风火，天之阴阳也，三阴三阳上奉之。"

六气也称六元，为天之阴阳，为本；与本相对应的为标，以三阴三阳上奉之；标本之间为中气，中气也是天气，与标气互为表里，共同维持天气的动态平衡。

六气一词，最早见于公元前541年，《左传·昭公元年》云："晋侯有疾，求医于秦，秦伯使医和视之。"医和在论及病因时指出："天有六气，降生五味，发为五色，征为五声，淫生六疾。六气曰阴、阳、风、雨、晦、明也。"

4. 何为标本相合

标本相合：指六气标本相合，即厥阴风木、少阴君火、少阳相火、太阴湿土、阳明燥金、太阳寒水。内涵标气、本气、天地之气，寓天地形气相感、自然万物化生之意。如厥阴风木，在天为风，在地为木，厥阴之上，风气主之，故曰厥阴风木。

《素问·天元纪大论》云:"神在天为风,在地为木;在天为热,在地为火;在天为湿,在地为土;在天为燥,在地为金;在天为寒,在地为水。故在天为气,在地成形,形气相感而化生万物矣。"

《素问·天元纪大论》云:"其于三阴三阳,合之奈何?鬼臾区曰:子午之岁,上见少阴;丑未之岁,上见太阴;寅申之岁,上见少阳;卯酉之岁,上见阳明;辰戌之岁,上见太阳;巳亥之岁,上见厥阴。少阴所谓标也,厥阴所谓终也。厥阴之上,风气主之;少阴之上,热气主之;太阴之上,湿气主之;少阳之上,相火主之;阳明之上,燥气主之;太阳之上,寒气主之。所谓本也,是谓六元。"

5. 五运阴阳的概念是什么

五运阴阳:《素问·天元纪大论》云:"夫五运阴阳者,天地之道也,万物之纲纪,变化之父母,生杀之本始,神明之府也。"

阴阳:《素问·阴阳应象大论》云:"阴阳者,天地之道也,万物之纲纪,变化之父母,生杀之本始,神明之府也,治病必求于本。"

五运阴阳和阴阳的概念一致,是说明天地之道理,万物之规律,是事物运动变化、生长灭亡的根本,精神意识活动的源泉。

当代阴阳概念:特指人体内密切相关的相互对应的两类(种)物质及其机能属性。其中阳(又称阳气),是对具有温煦、兴奋、推动、气化等作用的物质及其机能属性的概括;阴(又称阴气),是对具有滋养、濡润、抑制、凝聚等作用的物质及其机能属性的概括。

比较三个阴阳概念,我们可以清楚地看到,《黄帝内经》对阴阳所定义的内涵和外延与当代认识之不同。

6. 何谓三阴三阳

三阴三阳：即厥阴、少阴、太阴、少阳、阳明、太阳。《素问·天元纪大论》云："阴阳之气各有多少，故曰三阴三阳也。"

最早记载三阴三阳的文献可能是马王堆汉墓出土的《阴阳脉死候》，其曰"凡三阳，天气也……凡三阴，地气也。"《足臂十一脉灸经》和《阴阳十一脉灸经》中有以太阳、阳明、少阳、太阴、少阴、厥阴命名的经脉名称，是目前中医医籍中所能见到的最早的三阴三阳术语。

在中医理论中，三阴三阳贯穿《黄帝内经》始终，张仲景更是以三阴三阳为基础，扩展、发挥了《黄帝内经》理论的临床应用。

三阴三阳在《黄帝内经》理论中主要有三种内涵：

（1）天之三阴三阳　以风寒暑湿燥火六元为本，三阴三阳为标，中气与之相承，说理六气天运。《素问·天元纪大论》云："寒暑燥湿风火，天之阴阳也，三阴三阳上奉之……厥阴之上，风气主之；少阴之上，热气主之；太阴之上，湿气主之；少阳之上，相火主之；阳明之上，燥气主之；太阳之上，寒气主之。所谓本也，是谓六元。"

（2）地的三阴三阳　以木火土金水阴精与天之三阴三阳相承，以说理地道。《素问·六微旨大论》云："相火之下，水气承之；水位之下，土气承之；土位之下，风气承之；风位之下，金气承之；金位之下，火气承之；君火之下，阴精承之。"

（3）人的三阴三阳　《素问·五运行大论》云："夫数之可数者，人中之阴阳也，然所合，数之可得者也。夫阴阳者，数之可十，推之可百，数之可千，推之可万。天地阴阳者，不以数推，以象之谓也。"太阳、阳明、少阳、太阴、厥阴、少阴，三阴三阳之气存在于脏腑、经脉、经筋、皮部之中，各部也以三阴三阳命之。其离合出入，升降沉浮，数之可得，合于阴阳变化规律。《素问·阴阳离合论》云："三经者，不得相失也……阴阳䨲䨲，积传为一周，气里行表而为相成也。"《素问·热论》云："伤寒一日，太阳受之，故头项痛、腰脊强。二日阳明受之……三日少阳受之……四日太阴受之……五日少阴受之……六日厥阴受之……三阴三阳，五脏六腑皆受病，荣卫不行，五脏不通。"人的三阴三阳包含了结构、功能和物质属性。

《黄帝内经》用三阴三阳说明阴阳的程度，量化的多少，说明五脏六腑的属性，用三阴三阳阐述六气及其变化规律，说明人体气血的多少，表述生命的物质基础，说明脉象，表述六经、十二经脉、十二络、十二经筋，合月建、合四季阐明四季阴阳的程度，化十二支说明不同年份的属性。七篇大论所论为天地之阴阳，以天地三阴三阳之气与人体三阴三阳气相合，探讨天、地、人、气令与疾病的关系。

7. 五运六气理论的形成过程

五运六气理论具有悠久的历史，其形成经历了漫长的岁月。

（1）肇源　我国自有文字记载，就有对天象的观测记录。《尚书·尧卷典一》云："乃命羲和，钦若昊天，历象日月星辰，敬授人时。"五运六气理论以天人相应为指导思想。

五运一词，最早见于公元前356～公元前302年战国时代。齐国邹衍"著终始五德之运"。《周礼·春官宗伯第三·保章氏》云："以五云之物，辨吉凶、水旱降丰荒之祲象。"六气一词，最早见于公元前541年，《左传·昭公元年》云："晋侯有疾，求医于秦，秦伯使医和视之。"医和在论及病因时指出："天有六气，降生五味，发为五色，征为五声，淫生六疾。六气曰：阴、阳、风、雨、晦、明也。"《素问·天元纪大论》云："天有五行，御五位，以生寒暑燥湿风。"

（2）《黄帝内经》成书之前的运气理论 《黄帝内经》引用了汉代以前的医学成果，所引古代医籍颇多，如《上经》《下经》《太始天元册》《阴阳》《大要》《九针》《刺法》《针经》《五色》《脉变》《揆度》《奇恒》《脉法》《从容》《脉要》《阴阳传》《阴阳十二官相使》《脉经》《禁服》《脉度》《胀论》《金匮》等二十余种。《灵枢·外揣》言《九针》九篇，《灵枢·禁服》言《九针》六十篇，这些书籍，大都体现了阴阳应象之理，以天人相应思想，展现天地人与医理，可以说，这些医籍，既是《黄帝内经》的成书基础，更是古人天人相应思想对五运六气理论形成的渊源。

《素问·气交变大论》云："《上经》曰：夫道者，上知天文，下知地理，中知人事，可以长久。"说明天人相应思想自古有之。

《素问·疏五过论》云："《上经》《下经》，揆度阴阳，奇恒五中，决以明堂，审于终始，可以横行。"《上经》《下经》都是揆度阴阳的作品，用天人相应之理，五运阴阳之道，可以行医天下。

《灵枢·外揣》云："黄帝曰：余闻《九针》九篇，余亲授其调，颇得其意。夫九针者，始于一而终于九，然未得其要道也。夫九针者，小之则无内，大之则无外，深不可为下，高不可为盖，恍惚无穷，流溢无极，余知其合于天道人事四时之变也。"此文提及《九针》九篇，"合于天道人事四时之变也"，说明九篇亦用运气之理。

《灵枢·卫气行》云："《大要》曰：常以日之加于宿上也，人气在太阳。"《大要》是《黄帝内经》时代之前作品，已熟练应用六气理论、人气理论、天人相应思想和二十八宿定位坐标。

《素问·五运行大论》引《太始天元册》文，论述了"五气经天"理论，

7

成为"天干化运"的客观理论基础："丹天之气经于牛女戊分；黅天之气经于心尾己分；苍天之气经于危室柳鬼；素天之气经于亢氐昴毕；玄天之气经于张翼娄胃。所谓戊己分者，奎壁角轸，则天地之门户也。夫候之所始，道之所生，不可不通也。"

《素问·天元纪大论》云："《太始天元册》文曰：太虚寥廓，肇基化元，万物资始，五运终天，布气真灵，揔统坤元，九星悬朗，七曜周旋，曰阴曰阳，曰柔曰刚，幽显既位，寒暑弛张，生生化化，品物咸章。"更是把天地阴阳、四季交替、万物生化等自然规律有机地联系在一个统一的理论框架之下。

可以看出，在《黄帝内经》之前的上古文献已经灵活应用了天人相应思想，对《黄帝内经》理论具有深远的指导作用。

（3）《黄帝内经》成书与七篇大论 《黄帝内经》的成书大约分为两个阶段，公元前100～公元100年之间，《素问》（不含七篇大论）成书。理由是：①公元前104年，汉武帝改古六历为太初历，公元85年，汉章帝改太初历为四分历，《黄帝内经》理论的历法背景主要是这两种历法和十月太阳历，三种历法有机融合。②《汉书》作者班固（公元32～92年），著《汉书》未完成而卒，汉和帝命其妹班昭就东观藏书阁所存资料，续写班固遗作，然尚未完毕，班昭便卒。同郡的马续是班昭的门生，博览古今，汉和帝召其补成七"表"及"天文志"。《汉书·艺文志》载："《黄帝内经》十八卷，《外经》三十七卷。"是不是说明《黄帝内经》在此时已经完成了呢？但《汉书》中没有五运、六气的记述，《重广补注黄帝内经素问》中的《七篇大论》补在第十九卷至第二十二卷，至少说明《汉书》完成之时，七篇大论尚未成书，但是《黄帝内经》十八卷，此时成书。

《素问》七篇大论在《汉书》不记，王冰《重广补注黄帝内经素问》补运气七篇于卷十九至卷二十二，说明七篇大论成书于《汉书》之后。汉代张仲景《伤寒杂病论·序》云"夫天布五行，以运万类"，"撰用《素问》《九卷》《八十一难》《阴阳大论》"，且在书中运用了五运六气理论，说明七篇大论成书于《伤寒杂病论》之前。

而且，在仲景《伤寒杂病论》成书之前，还有一部重要的理论著作《华氏中藏经》，书中论及主客运气。《华氏中藏经·病有灾怪论》："四逆者，谓主客运气，俱不得时也。"华佗的生卒年代，据孙光荣先生考证，约生于公元110年，卒于公元207年。

龙伯坚先生考证认为，七篇大论写成于东汉时代。其依据：①《素问》的这一部分受到了谶纬的影响，"谶纬起源虽早，但是到西汉哀帝、平帝时代（公元前6年～5年）才兴盛起来。"②采用干支纪年。干支纪年是东汉章帝元和二年（公元85年）颁布四分历以后，才正式起用的，其前用的是岁星纪年。③东汉以后，经学的古文说兴盛，而七篇大论中五脏和五行的配合依旧采用今文说，表明其不会产生于东汉以后。

七篇大论成书，标志着《黄帝内经》理论体系的完成，其成书应与华佗同时代，或稍早于华佗，故把七篇大论和《黄帝内经》完全成书年代定在公元150年（时年华佗40岁，张仲景出生）或稍早一些。故此《黄帝内经》的成书年代在公元前100年～公元150年之间。之所以将成书年代定这么长的时间，盖因七篇大论。运气七篇总结论述了六十年甲子的气候、物候、人体发病规律，非一人一时之力所能完成。在《素问·天元纪大论》中鬼臾区曰："臣斯十世。"说明鬼臾区家族世代研究，历经十世。从文献资料所得的五运六气相关资料，距《素问》七篇大论成书约六百多年，与鬼臾区所言"臣斯十世"相符。

（4）七篇大论形成五运六气系统理论　《素问》七篇大论在上古文献的基础上，形成了系统的五运六气理论体系，是对天人相应思想的具体表达。

《素问》七篇大论探讨了六十年甲子的天地运行规律及其与气令（气候、气象）、物候、人体发病的关系。《素问·天元纪大论》论述了天地运行变化规律；《素问·五运行大论》论述了五气经天理论，在二十八宿背景下的五运六气运动变化规律；《素问·六微旨大论》阐述的是六气发生变化规律及运气相合规律；《素问·气交变大论》阐发了天地气交、五运太过、不及与灾变化生规律；《素问·五常政大论》论述了三气之纪自然界各种事物的变化规律及治病方法；《素问·六元正纪大论》阐述了不同地域的司天之令、六气主步、客主加临、运气相合、五运主岁、郁发、五运六气之应见、六化之正、六变之纪及其与自然气象、气候、物候、瘟疫、发病规律，并提出治则、治法；《素问·至真要大论》探讨了气化规律、病机十九条、南北政脉法、标本、司天、在泉之胜、邪气反胜、六气胜复、客主胜复等六气之化之变规律及治则、治法，提出了君臣佐使制方理论，五味归脏理论等。

《素问》七篇大论形成了系统完整的理论体系和防病治病方法。其内容博大精深，涵盖天文、历法、气象、气候、物候、病因、病机、治则、组方用药原则等丰富内涵。

（5）《素问遗篇》是对运气理论的深化补充　《素问遗篇》（《刺法论》《本病论》）阐发了疫疠、三年化疫等规律，以及迁正、退位、升降理论和方法。"《新校正》云：详此二篇，亡在王注之前……而今世有《素问亡篇》及《昭明隐旨论》，以谓此三篇，仍托名王冰为注，辞理鄙陋，无足取者。"

作者对《刺法论》《本病论》两个遗篇作了考证，认为《素问遗篇》可能为刘温舒所作，故将《素问遗篇》改为《运气补篇》。刘温舒作《刺法论》《本病论》，继承了王冰五运六气理论学术思想，补七篇大论之不及，发《黄帝内经》之未发，探讨了升降不前、迁正退位等理论和针刺等治疗方法，补充了运气理论中的音律内涵，有其巨大贡献。尤其是"三年化疫"理论，对当代"非典"的防治，起到了巨大的理论指导作用。

8. 何为五星

五星指木星、火星、土星、金星、水星五大行星，在古代木星称为岁星，火星称为荧惑星，土星称为镇星，金星称为太白星，水星称为辰星。

《淮南子·天文训》云："何谓五星？东方木也，其帝太皞，其佐句芒，执规而治春，其神为岁星，其兽苍龙，其音角，其日甲乙。南方火也，其帝炎帝，其佐朱明，执衡而治夏，其神为荧惑，其兽朱鸟，其音徵，其日丙丁。中央土也，其帝黄帝，其佐后土，执绳而制四方，其神为镇星，其兽黄龙，其音宫，其日戊己。西方金也，其帝少昊，其佐蓐收，执矩而治秋，其神为太白，其兽白虎，其音商，其日庚辛。北方水也，其帝颛顼，其佐玄冥，执权而治冬，其神为辰星，其兽玄武，其音羽，其日壬癸。"

古人以五星与岁运、气令及发病相联属，认为每年的气候、人体发病与五星运动相关联。《素问·气交变大论》云"夫子之言岁候，其不及太过，而上应五星"，"岁木太过，风气流行，脾土受邪。民病飧泄食减，体重烦冤，肠鸣腹支满，上应岁星（木星）。甚则忽忽善怒，眩冒巅疾，化气不政，生气独治。云物飞动，草木不宁，甚而摇落，反胁痛而吐甚，冲阳绝者死不治，上应太白星（金星）"，"岁火太过……上应荧惑星（火星）……岁水太过……上应荧惑、辰星（水星）"，《素问·六元正纪大论》云："太阳司天之政……水土合德，上应辰星、镇星（土星）。""少阴司天之政……金火合德，上应荧惑、太白。"

中国古代天文学认为，五星运动具有"徐、疾、逆、顺、留"等方面的运行变化，他们的升降失常会导致天地之气的异常变化，影响四季节序及物候，影响地球上万物生长收藏，造成疾病发生和流行。《素问遗篇·本病论》说："气交失易位，气交乃变，变易非常，即四时失序，万化不安，变民病也。"

五星运动的快慢及其与地球之间的运行距离，观其象，可以测知灾害的发生。《素问·气交变大论》云："其行之徐疾逆顺何如？岐伯曰：以道留久，逆守而小，是谓省下。以道而去，去而速来，曲而过之，是谓省遗过也。久留而环，或离或附，是谓议灾与其德也。应近则小，应远则大。芒而大倍常之一，其化甚；大常之二，其眚即发也。小常之一，其化减；小常之二，是谓临视，省下之过与其德也。德者福之，过者伐之。是以象之见也，高而远则小，下而近则大，故大则喜怒迩，小则祸福远。岁运太过，则运星北越，运气相得，则各行以道。故岁运太过，畏星失色而兼其母，不及则色兼其所不胜。肖者瞿瞿，莫知其妙，闵闵之当，孰者为良，妄行无征，示畏侯王。"说明五星的运行有快、慢、逆行、顺行的不同，如果五星在轨道上徘徊不前，长久停留而光芒变小，这就好像是在审查其所属分野的情况，叫作"省下"；如果在它运行的轨道上，去而速回，或者迂回而行的，这就好像审查其所属分野是否还有什么遗漏和过错，所以叫作"省遗过"；如果五星久留而环绕不去，或去或来，这就好像在议论它所属的分野中有灾、有福，所以叫作"议灾""议德"。若距离发生变化的时间近、而且变异轻微的，那么其星就小；若距离发生变动的时间远、而且变异严重的，那么其星就大。若光芒大于平常一倍的，说明气化旺盛；大于平常二倍的，灾害立即就会到来；若星光小于平常一倍的，说明气化作用减弱；小于平常两倍的，叫作监视，好像亲临视察下面的德与过，有德的获得幸福，有过失的就要受到惩罚。所以，在观察天象时，若星高而远，看起来就小；星低而近，看起来就大。因此星的光芒大，就表示喜怒变化的感应期近；星的光芒小，就表示祸福变化的感应期远。当岁运之气太过的时候，与该运相应的星，即运星就越出轨道向北而去，若五运之气和平，那么五星就运行在各自的轨道上。所以岁运之气太过时，受它克制的星就会暗淡而兼见母星的颜色，岁运不及时，运星会见到所不胜之星的色泽。

9. 何为九星七曜

"九星悬朗，七曜周旋"出自《素问·天元纪大论》。

九星：王冰指天蓬、天芮、天冲、天辅、天心、天柱、天任、天英、天禽。田合禄指出：九星指北斗九星，一说玄戈、招摇已经离开北斗二柄；二说指天枢、天璇、天玑、天权、玉衡、开阳、瑶光，开阳、瑶光之旁有小星，左为辅，右为弼，合为九星。作者认为，九星为天空繁星，星星很多之意。

七曜：指日、月、木星、火星、土星、金星、水星。

七曜周旋于左右，以应阴阳、五行。古人以太一游宫与地之九州相应，观察并推测九州相应的气令变化。以日月应阴阳，以五大行星应五行，说明人体与自然的运行变化和关联规律。

10. 何为九州

九州：指神州、次州、戎洲、弇州、冀州、台州、济州、薄州、阳州。

此为大九州学说，为战国邹衍所创。《史记·孟子荀卿列传》云："以为儒者所谓中国者，于天下乃八十一分居其一分耳。中国外如赤县神州者九，乃所谓神州也。"神州指东南方地域，次州指正南方地域，戎洲指西南方地域，弇州指正西方区域，冀州指中央区域，台州指西北方区域，济州指北方区域，薄州指东北方区域，阳州指正东方区域。

《淮南子·地形训》云："何谓九州？东南神州曰农土，正南次州曰沃土，西南戎洲曰滔土，正西弇州曰并土，正中冀州曰中土，西北台州曰肥土，正北济州曰成土，东北薄州曰隐土，正东阳州曰申土。"

《尚书·禹贡》称九州为冀州、兖州、青州、徐州、扬州、荆州、豫州、梁州、雍州，为禹区划的九州。《尚书·尧典》作十二州，《尚书·皋陶谟》称州十有二师。相传禹治水后，分中国为九州，舜又分冀州为幽州、并州，分青州为营州，共为十二州。《尔雅》称九州为冀州、豫州、雝州、荆州、扬州、兖州、徐州、幽州、营州。

传统九宫理论认为，坎宫为冀州，艮宫为兖州，震宫为青州，巽宫为徐州，离宫为扬州，坤宫为荆州，兑宫为梁州，乾宫为雍州，中宫为豫州。

作者认为，以邹衍大九州应后天八卦结合《淮南子》的记载，与《黄帝内经》所论更为相近，以大九州与九宫相应，通过太一游宫，预测九州的气令变化，更符合《黄帝内经》理论。

11. 太一、九宫、八风是什么

太 一

太一：又名太乙，由北极星和北斗七星组成。

北极星，又称北辰、天极星。《史记·天官书》云："中宫，天极星，其一明者，太一常居也。"古人受神学思想的影响，也称之为天帝，位居中央至尊。北极星一年四季基本是处于正北天空一个固定的位置，在北半球，人们通常把它作为确定方向的标志。

北斗七星，在远古有九星。田合禄先生指出：一说玄戈、招摇已经离开北斗二炳；二说指天枢、天璇、天玑、天权、玉衡、开阳、瑶光，开阳、瑶光之旁有小星，左为辅，右为弼，合为九星。现在的北斗七星是由天枢、天璇、天玑、天权、玉衡、开阳、摇光组成。前四星组成斗身，又称为魁；后三星组成斗柄，又称为杓。在春天的黄昏，遥望北天，斗柄正指向东方。从春天至夏天，由东而南，再向西，然后向北旋转，经过一年，回到原来的位置。用以说明天地气令及阴阳开阖。《鹖冠子·环流》云："斗柄东指，天下皆春；斗柄南指，天下皆夏；斗柄西指，天下皆秋；斗柄北指，天下皆冬。"张介宾曰："天地之气，始于子中，子居正北，其名朔方……朔者，尽也，初也，谓阴气之极，阳气之始也。邵子曰：阳气自北方而生，至北方而尽，故尧典谓北方为朔易，朔易者，除旧更新之谓也，盖其自子至亥，周而复始，以成东西南北，春夏秋冬之位。"

太一游宫：北极星、北斗七星位于北方天极的正中，古人把它作为标示方位的坐标，以北斗星为指针旋转，从冬至日起计，一年之内由东向西依次移行，即太一游宫。反映了地球由西向东公转的规律，是对一年之间的天象记录。

古人把太一指针运行一周按正北、正南、正东、正西、东北、东南、西南、西北分为八个区域，分列八宫，加上中央为九宫。再把一年二十四节气分为八个时段，每个时段含三个节气，约四十六天左右。这样北斗在不同的时段指向不同的八宫。在每宫所在的时间内记录不同的气候、气象特点，然后依据不同的时间内气候、气象的正常与否，来阐述与人体发病的内在联系，形成特定的规律之后，并进一步用于预测。

《史记·天官书》云："斗为帝车，运于中央，临制四乡，分阴阳，建四时，均五行，移节度，定诸记，皆系于斗。"在冬至这天，斗柄指向正北方的叶蛰宫，历经冬至、小寒、大寒三个节气，运行四十六天；交立春节，指向东北方的天留宫，历经立春、雨水、惊蛰三个节气，计四十六天；交春分节，指向正东方的仓门宫，历经春分、清明、谷雨三个节气，计四十六天；交立夏，指向东南方的阴洛宫，历经立夏、小满、芒种三个节气，计四十五天；交夏至节，指向正南方的上天宫，历经夏至、小暑、大暑，计四十六天；交立秋节，指向西南方的玄委宫，历经立秋、处暑、白露三个节气，计四十六天；交秋分节，指向正西方的仓果宫，历经秋分、寒露、霜降三个节气，计四十六天；交立冬节，指向西北方的新洛宫，历经立冬、小雪、大雪三个节气，计四十五天；之后交冬至日，北斗重新指向叶蛰宫，就历经三百六十六日（闰）回归年周期，这就是"太一游宫"运行规律。

九　宫

太一游宫，是把北极星、北斗七星连为一体而用，北斗作为指针，面南观地确立"四正""四隅"八个方位，依此确立八宫，中央为中宫，共为九宫。九宫即招摇、叶蛰、天留、仓门、阴洛、天宫、玄委、仓果、新洛。此处游宫是指向的意思。

九宫与后天八卦相应：正北的叶蛰宫居坎位，东北的天留宫居艮位，正东的仓门宫居震位，东南的阴洛宫居巽位，正南的上天宫居离位，西南的玄委宫居坤位，正西的仓果宫居兑位，西北的新洛宫居乾位。

《灵枢·九宫八风》云："太一常以冬至之日，居叶蛰之宫四十六日，明日居天留四十六日，明日居仓门四十六日，明日居阴洛四十五日，明日居天宫四十六日，明日居玄委四十六日，明日居仓果四十六日，明日居新洛四十五日，明日复居叶蛰之宫，曰冬至矣。"

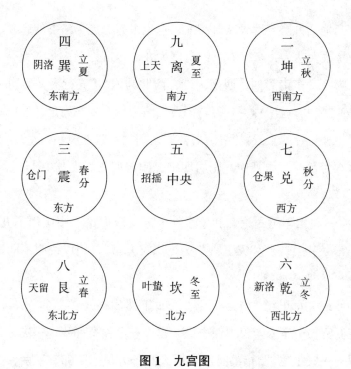

图1 九宫图

太一居叶蛰之宫四十六日，一年三百六十六日，分属八宫，每宫四十六日，唯阴洛、新洛两宫只有四十五日，这是《黄帝内经》时代的发展。公元前122年，《淮南子·天文训》记述的九宫八风，一岁三百六十日。

叶蛰：北方坎宫，主冬至、小寒、大寒三节气；天留：东北方艮宫，主立春、雨水、惊蛰三节气；仓门：东方震宫，主春分、清明、谷雨三节气；阴洛：东南方巽宫，主立夏、小满、芒种三节气；天宫：上天宫，即南方离宫，主夏至、小暑、大暑三节气；玄委：西南坤宫，主立秋、处暑、白露三节气；仓果：西方兑宫，主秋分、寒露、霜降三节气；新洛：西北方乾宫，主立冬、小雪、大雪三节气。

通过太一游宫与二十四节气相联属，观测自然界不同地域气候、气象、物候与人体发病之间的联系。

九宫与地之九野与后天八卦相配，这也极有可能为洛书的起源。洛书为九宫图，易数表达为：东宫为三，南宫为九，西宫为七，北宫为一，中宫为五，东北为八，东南为四，西南为二，西北为六。《五行大义》引《黄帝九宫经》云："戴九，履一，左三，右七，二四为肩，六八为足，五居中宫，总御得失。"《难易寻源》云："洛出书，圣人则之。戴九履一，左三右七，二四为肩，六八为足，五居其中，阴居四维，阳居四正。虚其中十，众妙之门，是为九宫。"

《素问·六元正纪大论》和《素问·五常政大论》中应用了九宫之数，如"灾一宫""灾二宫""灾三宫"……"灾九宫"，用以说明不同地域的气化特征。

《素问·六元正纪大论》云："丁卯丁酉岁……灾三宫……己巳己亥岁……灾五宫……辛未辛丑岁……灾一宫……癸酉癸卯岁……灾九宫……乙亥乙巳岁……灾七宫。"指的是洛书后天八卦方位。丁卯、丁酉，中运为少角木运，木属东方，在数为三，故称为灾三宫。己巳、己亥，中运为少宫土运，土属中央，在数为五，故称灾五宫。辛未、辛丑，中运为少羽水运，水属北方，在数为一，故称灾一宫。癸酉、癸卯，中运为少徵火运，火属南方，在数为九，故称灾九宫。乙亥、乙巳，中运为少商金运，金属西方，在数为七，故称灾七宫。

古人以自我为中心，观察天体运动。《灵枢·九宫八风》云："太一日游，以冬至之日，居叶蛰之宫，数所在，日从一处，至九日，复反于一，常如是无已，终而复始。"

洛书九宫记载了气候寒热温凉、气象（八风）、节气推移、阴阳消长，体现空间（东西南北）和时间（春夏秋冬），并与人体发病相联属。

八 风

八风：指大弱风、谋风、刚风、折风、大刚风、凶风、婴儿风、弱风。根据斗纲所指洛书九宫，以定八风所起方位，记录并预测气象及疾病。

洛书离宫，风从南方来，热盛则风至必微，故称大弱风。以火脏应之，损伤人体，内舍于心，外在于脉，其病为热。

洛书坤宫，风从西南方来，阴气方生，阳气渐微，湿气将生，故称谋风。以土脏应之，损伤人体，内舍于脾，外在于肌肉，其病衰弱。

洛书兑宫，风从西方来，金气刚劲，故称刚风。以金脏应之，损伤人体，内舍于肺，外在于皮肤，其病为燥。

洛书乾宫，风从西北来，金主折伤，故称折风。损伤人体，内舍于小肠，外在于手太阳脉，其病暴死。

洛书坎宫，风从北方来，气寒风烈，故称大刚风。以水脏应之，损伤人体，内舍于肾，外在于骨与肩背，其病为寒。

洛书艮宫，风从东北方来，阴气未退，阳气未盛，故称凶风。损伤人体，内舍于大肠，外在于两胁及肢节。

洛书震宫，风从东方来，万物始生，故称婴儿风。以木脏应之，损伤人体，内舍于肝，外在于筋纽，其病主湿。

洛书巽宫，风从东南方来，气暖而风柔，故称弱风。损伤人体，内舍于胃，外在于肌肉，其病身体沉重。

《灵枢·九宫八风》云："是故太一入徙立于中宫，乃朝八风，以占吉凶也。风从南方来，名曰大弱风，其伤人也，内舍于心，外在于脉，气主热。风从西南方来，名曰谋风，其伤人也，内舍于脾，外在于肌，其气主为弱。

风从西方来，名曰刚风，其伤人也，内舍于肺，外在于皮肤，其气主为燥。风从西北方来，名曰折风，其伤人也，内舍于小肠，外在于手太阳脉，脉绝则溢，脉闭则结不通，善暴死。风从北方来，名曰大刚风。其伤人也，内舍于肾，外在于骨与肩背之膂筋，其气主为寒也。风从东北方来，名曰凶风，其伤人也，内舍于大肠，外在于两胁腋骨下及肢节。风从东方来，名曰婴儿风，其伤人也，内舍于肝，外在于筋纽，其气主为身湿。风从东南方来，名曰弱风，其伤人也，内舍于胃，外在肌肉，其气主体重。此八风皆从其虚之乡来，乃能病人。"

12. 何为月建

古人根据北斗斗柄由东向西转动指示位置来确定月份和节气，斗柄所指方位，以十二地支分建十二月，称之为"月建"。也称"斗纲月建"，简称"斗建"。所谓"建"就是指向的意思。张介宾曰："以斗纲所指之地，即节气所在之处也。""十二月建"意谓一年十二个月份中斗杓或斗衡指向十二个不同的地平方位。

《淮南子·天文训》云："帝张四维，运之以斗，月徙一辰，复返其所。正月指寅，十二月指丑，一岁而匝，终而复始。"

古代各国采用不同的历法，计有黄帝、颛顼、夏、殷、周、鲁古六历，都是"四分历"，即以365又1/4日为一回归年的历法。各历差别主要是岁首不同，黄帝、周、鲁三历建子（以十一月为岁首），殷历建丑（十二月），夏历建寅（正月），颛顼历建亥（十月）。公元前104年，汉武帝改古六历为太初历。正月建寅，二月建卯，三月建辰，四月建巳，五月建午，六月建未，七月建申，八月建酉，九月建戌，十月建亥，十一月建子，十二月建丑。

《素问·脉解》云："太阳所谓肿腰脽痛者，正月太阳寅，寅太阳也。"《灵枢·阴阳系日月》云："寅者，正月之生阳也，主左足之少阳。"两段皆言月建，谓正月建寅，即以正月为岁首。这正是汉武帝"改正朔，易服色"，制定并颁布太初历的产物。

13. 二十八宿有何涵义

有史记载以来，中国就有天文观测的记录，并积累了大量文献资料。古人将黄道和赤道附近的天区划分为二十八个区域，月球每天经过一区（称为"宿"或"舍"），二十八天环天一周，因此有二十八宿、二十八舍或二十八星之称，二十八宿是古人观测天象的坐标。

二十八宿的体系，目前文献所知可以追溯到周朝初期，在春秋战国时期已经完备。1987年在河南濮阳西水坡仰韶文化遗址中，发现45号墓主人东侧用蚌壳摆塑着龙形图案，西侧是虎形图案，这一发现将四象中青龙白虎观念的起源提早到约六千多年以前。

《史记·五帝本纪》云："夜中，星虚，以正中秋……日短，星昴，以正中冬。"《诗经》中有火、箕、斗、定、昴、毕、参诸宿之名，如《诗·小雅·大东》："维南有箕，不可以簸扬。"《左传·僖公五年》云："丙子旦，日在尾，月在策。"《尚书·胤征》云："乃季秋月朔，辰弗集于房。"《周礼·冬官考工记》云："轸之方也，以象地也。盖之圜也，以象天也。轮辐三十，以象日月也。盖弓有二十八，以象星也。"说明西周时期的劳动工具制作能参考日月、二十八宿之象。《汉书·天文志》云："元光元年（公元前134年）六月，客星见于房。"1978年，考古学家在湖北随县的战国初年曾侯乙墓的墓葬中，出土了绘有二十八宿图像的漆箱盖，这是迄今为止发现的最早的关于二十八宿的实物例证，说明在公元前五世纪，古人对二十八宿的认识已经完备。

《吕氏春秋·有始览》云："中央曰钧天，其星角、亢、氐。东方曰苍天，其星房、心、尾。东北曰变天，其星箕、斗、牵牛。北方曰玄天，其星婺女、虚、危、营室。西北曰幽天，其星东壁、奎、娄。西方曰颢天，其星胃、昴、毕。西南曰朱天，其星觜巂、参、东井。南方曰炎天，其星舆鬼、柳、七星。东南曰阳天，其星张、翼、轸。"

公元前122年，《淮南子·天文训》有与此相同的论述："何谓九野？中央曰钧天，其星角、亢、氐。东方曰苍天，其星房、心、尾。东北曰变天，其星箕、斗、牵牛。北方曰玄天，其星须女、虚、危、营室。西北方曰幽天，其星东壁、奎、娄。西方曰颢天，其星胃、昴、毕。西南方曰朱天，其星觜巂、参、东井。南方曰炎天，其星舆鬼、柳、七星。东南方曰阳天，其星张、翼、轸。"将二十八宿分成九野：中央钧天：角宿、亢宿、氐宿；东方苍天：房宿、心宿、尾宿；东北变天：箕宿、斗宿、牛宿；北方玄天：女宿、虚宿、危宿、营宿；西北幽天：东壁宿、奎宿、娄宿；西方颢天：胃宿、昴宿、毕宿；西南朱天：觜巂宿、参宿、东井宿；南方炎天：鬼宿、柳宿、星宿；东南阳天：张宿、翼宿、轸宿。

由上可知，二十八宿分布于天之九野。而在《黄帝内经》时代，二十八宿又分为四组，每组七宿，与东西南北四个方位和青龙、白虎、朱雀、玄武四种动物形象相配，称为四象。张衡《灵宪》云："苍龙连蜷于左，白虎猛据于右，朱雀奋翼于前，灵龟圈首于后。"二十八宿的排列名称为：东方苍龙七宿（角、亢、氐、房、心、尾、箕）；北方玄武七宿（斗、牛、女、虚、危、室、壁）；西方白虎七宿（奎、娄、胃、昴、毕、觜、参）；南方朱雀七宿（井、鬼、柳、星、张、翼、轸）。《灵枢·卫气行》云："岁有十二月，日有十二辰，子午为经，卯酉为纬。天周二十八宿，而一面七星，四七二十八星，房昴为纬，虚张为经，是故房至毕为阳，昴至心为阴，阳主昼，阴主夜。"

（1）东宫青龙　角，龙角。黄道在这两星间穿过，因此日月和行星常会在这两颗星附近经过，角二星犹如苍龙的两角。引申为象征草木都有了像角一样的枝芽。

亢，犹如龙的咽喉。《尔雅·释鸟》上云："亢，鸟咙。"注称："亢即咽，俗作吭。"引申为如亢奋，生长速度强劲。

氐，《尔雅·释天》："天根，氐也。"注称："角，亢下系于氐，若木之有根。"氐可理解为龙的前足。"氐"引申为出，如草木生长而出。

房，《尔雅·释天》："天驷，房也。"注称："龙为天马，故房四星谓之天驷。""房"，指万物的门户，已经开启。

心是龙心。古代称之为火，大火，或商星。"心"引申为芽，如草木初生。

尾即龙尾，《左传》："童谣云：'丙之晨，龙尾伏辰'"，注称："龙尾者，尾星也。日月之会曰辰，日在尾，故尾星伏不见。"引申为细小，表示万物初生时，像尾一样细小而纤弱。

箕，其形像簸箕。《诗·小雅·大东》："维南有箕，不可以簸扬。"引申为基，指万物之根基。

（2）西宫白虎　奎，《说文》："两髀之间。"《广雅》："胯，奎也。"奎宿十六星，左右两半正如两髀的形状。引申为收藏万物。

娄，《集韵》："曳也，通作娄。"《公羊》："牛马维娄。"注称："系马曰维，系牛曰娄。"《史记·天官书》："娄为聚众。"古代的天文典籍中把娄宿视为主管牧养牺牲或兴兵聚众的地方。引申为屯集。

胃，《释名》："胃，围也，围受食物也。"《史记·天官书》："胃为天仓。"引申为阳气隐藏起来，如同进入了胃中。

昴，《说文》："发也。"昴又称为留，留有簇聚、团属之意，引申为万物成而留住。

毕，《诗经》："月离于毕，俾滂沱矣。"指月亮经过毕宿时雨季来临，引申为草木将走向终结。

参，《西步天歌》："参宿七星明烛宵，两肩两足三为腰。"参宿在夜空中的夺目程度由此可见一斑。从冬季到次年的初夏，参宿都是夜空中最醒目的一个星座。《唐风》："三星，参也。"参是象形的写法，象征了腰带三星，引申为万物皆可以参验。

觜，《说文》："鸱奋头上角觜也。"觜宿三小星位于参宿两肩上方，形状可与角状的鸟嘴相联系，故名。象征万物失去养育之气。

（3）北宫玄武　斗，也称南斗。与北斗七星一样，南斗六星在天空中的形状也很像斗，故名。为日月交会点，是一年之终始的标志。

牛，古称牵牛。象征阳气牵引万物始生。地虽冻，牛却可藉阳气耕种万物。

女，古称婺女或须女。表示此时阴阳二气合而未分，还互相需要。

虚，《说文》："丘谓之虚。"引申来表示阳气正在冬日的空虚之中酝酿。

危，是屋栋之上的意思。《晋书·天文志》："危三星，主天府市架屋。"三星的形状就有如一个尖屋顶。引申为到顶，阳气到了此处就消失了。

室和壁是相连的两宿，古有营室，东壁之称。室引申为孕育并生成阳气，壁引申为开辟生气。

（4）南宫朱雀　井，《史记·天官书》："东井为水事。"引申为泉，阴气如自泉而出。

鬼，又称舆鬼。意为阴，象征阴气渐生。

柳，原名为咮，咮是鸟嘴的意思。引申为草木开始衰微，阳气有所减弱。

张，《尔雅》："鸟张嗉。"《史记·律书》另有所指："张，言万物皆张也。"张宿六星，其形状像张开的弓矢。引申为万物开张壮大。

翼，也取意于朱鸟，《史记·天官书》："翼为羽翮。"翼宿二十二星，形状就如张开的鸟翼。引申为万物如同生出翅膀。

轸，《史记·天官书》："轸为车。"《说文》："轸，车后横木也。"轸是指车轴上插着的小铁棍，可以使轮子不脱落。引申为草木更加繁盛。

对于二十八宿的研究，在先秦春秋时已经形成了分野说，以二十八宿分九宫，以后天八卦方位与地之九州相配，说明天象运化与九州气令物候的内在联系。

14. 何为五天之气

"五天之气"语出《素问·五运行大论》："臣览《太始天元册》文，丹天之气经于牛女戊分，黅天之气经于心尾己分，苍天之气经于危室柳鬼，素天之气经于亢氐昴毕，玄天之气经于张翼娄胃。所谓戊己分者，奎壁角轸，则天地之门户也。夫候之所始，道之所生，不可不通也。"《太始天元册》在《黄帝内经》认为是上古之文，已经明确了五天之气与二十八宿之间的联系，说明《黄帝内经》以二十八宿作为观测天象的定位坐标。

传统认为，"丹天之气"，为红色，是火行所属的天气；"黅天之气"，为黄色，是土行所属的天气；"素天之气"，是白色，是金行所属的天气；"玄天之气"，是黑色，为水行所属的天气；"苍天之气"，是青色，为木行所属的天气。

丹天之气，经由西北方的牛、女、奎、壁四宿。丹，即红色，在五行属火，其相对应的是戊癸所在的方位，所以"戊癸化火"，主火运。黅天之气，

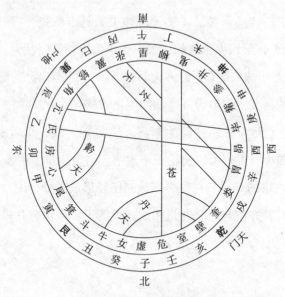

图 2　五天气图

经于心、尾、角、轸四宿。黅，黄色，在五行属土，对应甲己所在的方位，所以"甲己化土"，主土运。素天之气，经于亢、氐、昴、毕四宿。素，白色，在五行属金，对应乙庚所在的方位，所以"乙庚化金"，主金运。玄天之气，经于张、翼、娄、胃四宿。玄，黑色，五行属水，与丙辛所在的方位相应"丙辛化水"，主水运。苍天之气，经由危、室、柳、鬼四宿之上。苍，青色，五行属木，对应丁壬所在的方位，因此"丁壬化木"，主木运。

刘温舒曰："盖天分五气，地列五行，五气分流，散与其上，经于列宿，下合方隅，则命之以为五运。丹天之气，经于牛、女、奎、壁四宿之上，下临戊癸之位，立为火运。黅天之气，经于心、尾、角、轸四宿之上，下临甲己之位，立为土运。素天之气，经于亢、氐、昴、毕四宿之上，下临乙庚之位，立为金运。玄天之气，经于张、翼、娄、胃四宿之上，下临丙辛之位，立为水运。苍天之气，经于危、室、柳、鬼四宿之上，下临丁壬之位，立为木运。此五气所经，二十八宿与十二分位相临，则灼然可见，因此以纪五

天，而立五运也。"(《素问入式运气论奥·论五天之气第十一》)

王友军研究认为，五气经天是在黄白交点退行周期中取观察者视角的月亮经天轨道变化规律。"丹天之气"，并不等于"天之丹气"，丹天、黅天、苍天、素天、玄天，指的是天道之方位，而非气之颜色。故五天者乃因见月行所出黄道之五方不同，地之五行成运即不同，故名五天统运，而非因气之显色而命五行之属。

需要进一步指出的是，刘温舒的五天气图是对《素问·五运行大论》所引《太始天元册》文的示意图，而非真实的二十八宿天象图。由于二十八宿在运行过程中有飘移，现代研究认为每71.6年移动1度。张介宾指出："中星者，所以验岁时之气候，每于平旦初昏，见于南方正午之位者是也，四时十二月以次而转。第在尧时天心建子，甲辰冬至，日次虚宿；汉太初冬至，日次牵牛，唐大衍冬至，日次南斗；宋至今冬至，日次南箕。"公元85年颁布的东汉四分历，纠正了冬至点在牵牛初度的错误，给出了新测值。研究认为：冬至点在牵牛初，实际不是太初历而是三统历的数据，三统历的数据与《淮南子·天文训》所列完全相同。《后汉书·律历中》云："太初历斗二十六度三百八十五分，牵牛八度。"《大衍历议·日度议》云："歆以太初历冬至日在牵牛前五度。"而刘温舒所作五天气图（五气经天图），冬至在虚宿，如不明真相，对初学者会多有误导。作者认为五气经天论述的是五运（小运）的二十八宿天象。

15. 何谓天门、地户

《素问·五运行大论》云："所谓戊己分者，奎壁角轸，则天地之门户也。"戊为天门，乾之位也。己为地户，巽之位也。戊，为天门在西北的方位；己为地户，在东南的方位。

十干之中为什么独把戊己作为天门、地户呢?

戊己，五行属土，不主时，行周四季。戊，主三月，是阳土；己主九月，为阴土，是万物生、成的时候，也是阴阳之气消长的节点。自奎、壁戊位开始，天门开启，阳气日渐盛；自角、轸己位开始，地户开启，阴气渐长。因此，从一定意义上说，天门、地户为阴阳之气出入的枢纽，也是气候运转变化之节点。

戊位为天门，己位为地户。就方隅的卦爻来说，天门在乾位，地户在巽位。乾在西北之间的戊位，巽在东南之间的己位，西北之间天气不足，东南之间，地气不足，犹如屋舍，在缺口处设有门户，故天气不足的缺处称为天门，地气不足的缺处称为地户。

明代张介宾对天门、地户的解释颇为精当，《类经图翼·运气》云："予尝考周天七政躔度，列春分二月中，日躔壁初，以次而南，三月入奎娄，四月入胃昴毕，五月入觜参，六月入井鬼，七月入柳星张；秋分八月中，日躔翼末，以交于轸，循次而北，九月入角亢，十月入氐房心，十一月入尾箕，十二月入斗牛，正月入女虚危，至二月复交于春分而入奎壁矣。是日之长也，时之暖也，万物之发生也，皆从奎壁始；日之短也，时之寒也，万物之收藏也，皆从角轸始。故曰：春分司启，秋分司闭。夫既司启闭，要分门户而何？然自奎壁而南，日就阳道，故曰天门；角轸而北，日就阴道，故曰地户。"

现代解释：天门、地户是根据太阳在黄道上运行的位置以时令气候变化命名的。当太阳的周年视运动位于奎、壁二宿戊分时，时值春分，正当由春入夏，是一年之中白昼变长的开始，也是温气流行，万物复苏生发的时节，故曰天门，言阳气开启。当太阳的周年视运动位于角、轸二宿巽位己分，时值秋分，正当由秋入冬，是一年白昼变短的开始，又是清凉之气流行，万物收藏的时节，故曰地户，言阳气始敛。所谓春分司启，秋分司闭，有门户之意，故将奎、壁二宿称为天门，将角、轸二宿称为地户。说明十干统运中的五气经天理论是建立在天文知识基础上的，并以天文背景为客观依据。古人以二十八星宿为标识，运用干支划分时空区域，来观测天象，候察五气，从而揭示五运六气的运行规律。

16. 二十四节气与二十八宿有何渊源

二十八宿、十二次、二十四节气具有相互对应关系。《素问·八正神明论》云："星辰者，所以制日月之行也。"这个"制日月之行"的星辰就是分布在赤黄道上的恒星群。此外，又根据木星12年一周天，每年行经一次，在

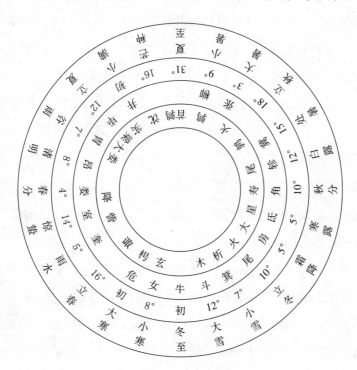

图3　二十四节气星纪图

赤黄道上自西向东把二十八宿重新划归为十二星次。十二次创立年代在春秋时期或殷末周初，《左传》《国语》都有记载。十二次的名称是星纪、玄枵、诹訾、降娄、大梁、实沈、鹑首、鹑火、鹑尾、寿星、大火、析木，十二次是以牛宿所在的星纪作为首次。十二次与二十八宿具有对应的关系，二十四节气与十二次的形成有着渊源关系。作者根据《汉书》记载作二十四节气星纪示意图，此图以冬至日在牵牛初为基础，实际可能稍早于《黄帝内经》时代。

17. 五运六气理论如何说明物候

物候是运气运动所产生的自然界万物应激现象，古人因之以候，每五日观察其发生发展变化规律，故以"五日为之候"。《素问·六节藏象论》云："五日谓之候，三候谓之气，六气谓之时，四时谓之岁。"我国古代有关物候的记载亦很久远，《夏小正》《吕氏春秋》《淮南子》都有较为系统的物候记录。张景岳也说："由二十四气而分为七十二候，则每气各得三候，如《礼记》《月令》及《吕氏春秋》云。"

以植物的荣枯、动物的鸣蛰等现象观察四季交替、寒暑往来、自然现象的变化规律，是五运六气理论的研究方法，正是现代物候学的内容，物候的实质是地气变化的客观反映。

物候是不同的节气，在一定的地方出现的自然现象，具有空间性和时间性的自然特性，具有空间方位高下和时间差异。

七篇大论对物候多有论述。如《素问·至真要大论》云："岁厥阴在泉，风淫所胜，则地气不明，平野昧，草乃早秀……岁少阴在泉，热淫所胜，则焰浮川泽，阴处反明……蛰虫不藏。"

　　岁运的太过不及都有明显的物候特征。如《素问·气交变大论》云："岁木太过……化气不政，生气独治，云物飞动，草木不宁，甚而摇落……岁木不及，燥乃大行，生气失应，草木晚荣，肃杀而甚，则刚木辟着，柔萎苍干……其谷苍。上临阳明，生气失政，草木再荣，化气乃急……其主苍早。复则炎暑流火，湿性燥，柔脆草木焦槁，下体再生，华实齐化。"

　　《素问·五常政大论》也做了详细论述：敷和之纪，其谷麻，其果李，其实核，其虫毛，其畜犬，其色苍；升明之纪，其谷麦，其果杏，其实络，其虫羽，其畜马；备化之纪，其谷稷，其果枣，其实肉，其虫倮，其畜牛；审平之纪，其谷稻，其果桃，其实壳，其虫介，其畜鸡；静顺之纪，其谷豆，其果栗，其实濡，其虫鳞，其畜彘；委和之纪，草木晚荣，苍干雕落，物秀而实，其果枣李，其实核壳，其谷稷稻，其畜犬鸡，其虫毛介，其主飞蠹蛆雉；伏明之纪，承化物生，生而不长，成实而稚，遇化已老，阳气屈伏，蛰虫早藏，其果栗桃，其实络濡，其谷豆稻，其畜马彘，其虫羽鳞；卑监之纪，草木荣美，秀而不实，成而秕也，其果李栗，其实濡核，其谷豆麻，其畜牛犬，其虫倮毛，其主败折虎狼；从革之纪，庶类以蕃，其果李杏，其实壳络，其谷麻麦，其味苦辛，其畜鸡羊，其虫介羽，其主鳞伏彘鼠；涸流之纪，蛰虫不藏，土润水泉减，草木条茂，荣秀满盛，其果枣杏，其实濡肉，其谷黍稷，甚畜彘牛，其虫鳞倮，其主毛显狐狢；发生之纪，万物以荣，其谷麻稻，其畜鸡犬，其果李桃，其虫毛介，其物中坚外坚，甚则肃杀，清气大至，草木雕零；赫曦之纪，阴气内化，阳气外荣，炎暑施化，物得以昌，其谷麦豆，其畜羊彘，其果杏栗，其虫羽鳞；敦阜之纪，物化充成，其谷稷麻，其畜牛犬，其果枣李，其虫倮毛，其物肌核；坚成之纪，其谷稻黍，其畜鸡马，其果桃杏，其虫介羽，其物壳络；流衍之纪，其谷豆稷，其畜彘牛，其果栗枣。

　　司天对物候亦有影响。《素问·五常政大论》云："少阳司天，火气下临……草木眚……风行于地，尘沙飞扬……阳明司天，燥气下临……火行于稿，流水不冰，蛰虫乃见；太阳司天，寒气下临……热气妄行，寒乃复，霜不时降……厥阴司天，风气下临……蛰虫数见，流水不冰，其发机速；少阴司天，热气下临……草木眚……地乃燥清……肃杀行，草木变；太阴司天，湿气下临……地乃藏阴，大寒且至，蛰虫早附……地裂冰坚。"

刘温舒《素问运气论奥》作四时气候之图，图示了二十四节气与物候之间的关系。

《类经图翼》作二十四气七十二候：[正月]立春：初候，东风解冻；二候，蛰虫始振；三候，鱼陟负冰。雨水：初候，獭祭鱼；二候，候雁北；三候，草木萌动。[二月]惊蛰：初候，桃始华；二候，仓庚鸣；三候，鹰化为鸠。春分：初候，玄鸟至；二候，雷乃发声；三候，始电。[三月]清明：初候，桐始华；二候，田鼠化为鴽，牡丹华；三候，虹始见。谷雨：初候，萍始生；二候，鸣鸠拂其羽；三候，戴胜降于桑。[四月]立夏：初候，蝼蝈鸣；二候，蚯蚓出；三候，王瓜生。小满：初候，苦菜秀；二候，靡草死；三候，麦秋至。[五月]芒种：初候，螳螂生；二候，鵙始鸣；三候，反舌无声。夏至：初候，鹿角解；二候，蜩始鸣；三候，半夏生。[六月]小暑：初候，温风至；二候，蟋蟀居壁；三候，鹰始挚。大暑：初候，腐草为萤；二候，土润溽暑；湿也。三候，大雨时行。[七月]立秋：初候，凉风至；二候，白露降；三候，寒蝉鸣。处暑：初候，鹰乃祭鸟；二候，天地始肃；三候，禾乃登。[八月]白露：初候，鸿雁来；二候，玄鸟归；三候，群鸟养羞。秋分：初候，雷始收声；二候，蛰虫坏户；三候，水始涸。[九月]寒露：初候，鸿雁来宾；二候，雀入大水为蛤；三候，菊有黄花。霜降：初候，豺乃祭兽；二候，草木黄落；三候，蛰虫咸俯。[十月]立冬：初候，水始冰；二候，地始冻；三候，雉入大水为蜃。小雪：初候，虹藏不见；二候，天气上升，地气下降；三候，闭塞而成冬。[十一月]大雪：初候，鹖鴠

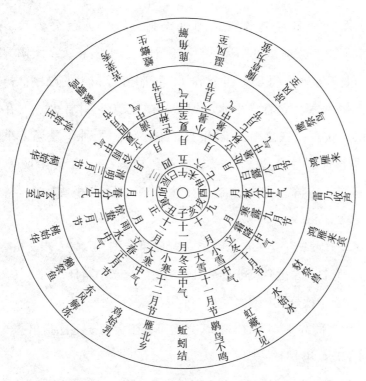

图 4　四时气候之图

不鸣；二候，虎始交；三候，荔挺生。冬至：初候，蚯蚓结；二候，麋角解；三候，水泉动。[十二月]小寒：初候，雁北乡；二候，鹊始巢；三候，雉雊。大寒：初候，鸡乳；二候，征鸟厉疾；三候，水泽腹坚。

18. 二十四节气在五运六气理论中有什么作用

二十四节气反映了物候变化规律，是自然界的物候坐标。二十八宿是天气坐标，二十四节气是地气坐标。

（1）二十四节气是六气六步的定时标志　六气分为六步，六气主气固定不变，分别是厥阴风木、少阴君火、少阳相火、太阴湿土、阳明燥金、太阳寒水。每步主四个节气，按照五行相生的顺序：初之气厥阴风木，主大寒、立春、雨水、惊蛰；二之气少阴君火，主春分、清明、谷雨、立夏；三之气少阳相火，主小满、芒种、夏至、小暑；四之气太阴湿土，主大暑、立秋、处暑、白露；五之气阳明燥金，主秋分、寒露、霜降、立冬；终之气太阳寒水，主小雪、大雪、冬至、小寒。

（2）二十四节气是五运六气交司时间的标志　六气六步交司时间：初之气交于大寒日，二之气交于春分日，三之气交于小满日，四之气交于大暑日，五之气交于秋分日，终之气交于小雪日。

天地之气同起于立春之日，候之初可显于大寒。王冰指出：气至与不至，太过不及可相差十三天。

《素问·五运行大论》云："正五气之各主岁尔，首甲定运。"《重广补注黄帝内经素问·六节藏象论》王冰注云："候其年，则始于立春之日。"立春之日是岁首之日，是五运起始之日。

《重广补注黄帝内经素问·六微旨大论》云："其有至而至，有至而不至，有至而太过，何也？"王冰注曰："皆谓天之六气也。初之气，起于立春前十五日，余二、三、四、五、终气次至，而分治六十日余八十七刻半。"《重广补注黄帝内经素问·六节藏象论》云："未至而至，此谓太过，则薄所不胜，而乘所胜也，命曰气淫……至而不至，此谓不及，则所胜妄行，而所生受病，所不胜薄之也，名曰气迫。所谓求其至也，气至之时也。"王冰注："凡气之至，皆谓立春前十五日，乃候之初也。"

（3）二十四节气是五运六气的时间节律，并指导疾病防治　五运六气以二十四节气作为时间节律，研究物候、气令及对人体发病的影响规律。

《素问·六节藏象论》云："五日谓之候，三候谓之气，六气谓之时，四时谓之岁。"

张仲景论述了以二十四节气候四时正气与发病及发生瘟疫的预测方法。桂林古本《伤寒杂病论·伤寒例》云："夫欲候知四时正气为病，及时行疫气之法，皆当按斗历占之……从霜降以后，至春分以前，凡有触冒霜露，体中寒即病者，谓之伤寒也。九月十月寒气尚微，为病则轻；十一月、十二月寒冽已严，为病则重；正月、二月寒将渐解，为病亦轻……十五日得一气，于四时之中，一时有六气，四六名为二十四气。然气候亦有应至而不至，或有未应至而至者，或有至而太过者，皆成病气也。"仲景又曰："二十四节气，节有十二，中气有十二，五日为一候，气亦同，合有七十二候，决病生死，此须洞解之也。"

19. 何谓漏壶计时

漏水计时史料，最早见于《周礼》："掌挈壶以令军井……凡军事，悬壶以序聚柝……皆以水火守之，分以日夜。"《汉书·天文志》云："定东西，立晷仪，下漏刻，以追二十八宿相距于四方。"《隋书·天文志》云："昔黄帝创观漏水，制器取象，以分昼夜。"西汉有四件单漏壶保存到现在。

古人用"漏壶"以计时，以太阳升落为基准，把一昼夜分为一百刻，通过漏壶的浮箭来计量昼夜时刻。用壶边或壶底有孔的漏壶贮水，水可以通过漏孔自然滴漏，观察一昼夜壶水漏减多少以计算时间。

计时有两种方法：一种是沉箭漏，用一根木质箭杆，上刻一百刻，从漏壶盖上插入壶中，随着壶中水的减少，箭往下沉，从盖边以观察时刻；另一种是浮箭漏，把漏壶中漏出的水流到另一个容器里，这个容器叫箭壶，再用一根刻有时刻的箭杆固定在箭壶中，随着箭壶中水量的增加，记录水淹没箭杆上的时刻以观察。

汉代以后，把一昼夜平分为子、丑、寅、卯、辰、巳、午、未、申、酉、戌、亥十二个时辰。每个时辰相当于现在的两个小时。唐以后又规定把每个时辰再分为初和正两个相等部分，例如卯初、卯正，寅初、寅正等。由于与漏下百刻的计时法同时存在，而一百又不能被十二整除，十二时辰和一百刻在配合上发生了困难，因此历史上曾对百刻法有所改动。清初把一日百刻改为一日九十六刻，这样十二个时辰分为初、正，实际上成了二十四小时。

20. 何谓圭表测影

大约在4000多年前，表成为迄今我们所知道的最古老的天文仪。表就是直立于地面的杆子，根据一年中正午中影长度的规律性变化，运用圭表来测定节气日期的方法，古书中竿、槷、臬、髀、碑、椑等都是表的名称。

《后汉书·律历下》云："历数之生也，乃立仪、表，以校日景。"汉末徐干在《中论·历数》中说："昔者圣王之造历数也，察纪律之行，观运机之动，原星辰之逆中，窬暑景之长短，于是营仪以准之，立表以测之，下漏以考之，布算以追之，然后元首齐乎上，中朔正乎下，寒暑顺序，四时不忒。"

《素问·六节藏象论》云："立端于始，表正于中，推余于终，而天度毕矣。"又"天度者，所以制日月之行也；气数者，所以纪化生之用也。"《素问·六微旨大论》云："因天之序，盛衰之时，移光定位，正立而待之。"

21.何谓天干、地支

天干有十：甲、乙、丙、丁、戊、己、庚、辛、壬、癸。

十二地支：即子、丑、寅、卯、辰、巳、午、未、申、酉、戌、亥

《五行大义》云："干支者，因五行而立之。昔轩辕之时，大桡之所制也。"古代对干支的应用非常广泛，如《左传·隐公元年》云："五月辛丑，大叔出奔共。"《史记·历书·历术甲子篇》载："太初元年……日得甲子，夜半朔月冬至。"

古人认为天干和十二地支是中国上古时期对太阳和月亮运行周期的描绘，用以纪年、纪月、纪日、纪时。《皇极经世》云："干支，天也。"《史记·历书》云："盖黄帝考定星历，建立五行；起消息，正闰余。"

十干之名得于古代传说天有十日，十干盖十日之名。《广雅·释天》："甲乙为干。干者，日之神也。"十二地支之名得于古代对月亮认识的传说。《广雅·释天》："寅卯为支。支者，月之灵也。"由此可以推测，天干可能是是古人根据太阳运行周期而制定，地支可能是古人根据月亮运行周期而设立。

《五行大义》引蔡邕《月令章句》云："大桡采五行之情，占斗机所建也，始作甲乙以名日，谓之干；作子丑以名月，谓之支。有事于天，则用日；有事于地，则用月。阴阳之别，故有干支名也。"可见，干支起源于古人对天象的观察。

22. 如何推算年干支

五运六气理论用的是甲子纪年，我们目前采用的是公元纪年，实际应用时，需将公元年转换甲子纪年。现代方法很多，可以用电脑上网，用手机快速查找，可以从日历中查知，可以查万年历。若已知上一年的干支，可以从上年干支推知今年的干支，以今年的干支推知明年的干支。干支也有许多推算方法，介绍几种简便的方法。

1. 干支纪年

（1）公元后推法

1）先求甲年天干：60 年中天干有 6 次循环，每 10 年循环 1 次，甲年天干公元年末位数为 4。如 2014～2073 年，60 年中，天干为甲的年份是：2014、2024、2034、2044、2054、2064 年。那么，从 2014～2023 年，10 年天干依次可推。

2）再求甲年地支：60 年中地支有 5 次循环，每 12 年循环 1 次。6 甲年所配地支分别为子、戌、申、午、辰、寅。（可从六十甲子表中速查）。

3）推 60 年中 6 甲年干支：已知 2014 年干支为甲午，则 2024 为甲辰、2034 为甲寅、2044 为甲子、2054 为甲戌、2064 为甲申。

4）按照干支顺序，依次推出每 10 年干支：如 2014～2023 年，依次为：2014（甲午）、2015（乙未）、2016（丙申）、2017（丁酉）、2018（戊戌）、2019（己亥）、2020（庚子）、2021（辛丑）、2022（壬寅）、2023（癸卯），顺接 2024 甲辰。

（2）公元前推法：已知公元 4 年为甲子年，则公元元年为庚申年，公元前 6 年是甲寅年。

1）先求公元前甲年天干：甲年天干公元年末位数为 6，公元前 60 年中天干为甲的年份有 6 年，分别是公元前 6 年、前 16 年、前 26 年、前 36 年、前 46 年、前 56 年。

2）再求甲年地支：6 甲年所配地支分别为寅、辰、午、申、戌、子（与公元后逆序）。

3）推公元前 60 年中 6 甲年干支：已知公元前 6 年是甲寅年，则公元前 16 年为甲辰、前 26 年为甲午、前 36 年为甲申、前 46 年为甲戌、前 56 年为甲子。

4）按照干支顺序，依逆推次序推出每 10 年干支：如公元前 6 年至公元前 15 年，依次为公元前 6 年（甲寅）、前 7 年（癸丑）、前 8 年（壬子）、前 9 年（辛亥）、前 10 年（庚戌）、前 11 年（己酉）、前 12 年（戊申）、前 13 年（丁未）、前 14 年（丙午）、前 15 年（乙巳）。

5）公元前 6 年至公元 4 年，按照上法逆推至公元元年为庚申；从公元元年再顺推至公元 4 年。

（3）公元年干支快速推求：只要记住公元前后各年尾数，即可求得当年天干。

1）公元后：凡尾数是 4 的年份均为甲年，以此类推尾数：乙年为 5，丙年为 6，丁年为 7，戊年为 8，己年为 9，庚年为 0，辛年为 1，壬年为 2，癸年为 3，凡十年为一个循环。

2）公元前：公元元年为庚年（尾数为 0），前推 10 年尾数：己年为 1，戊年为 2，丁年为 3，丙年为 4，乙年为 5，甲年为 6，癸年为 7，壬年为 8，辛年为 9，庚年为 0，如此，公元前年份的天干依此尾数而得。

3）对于年支的推求，可以结合十二属相。古人将十二属相与十二地支相配，即子鼠、丑牛、寅虎、卯兔、辰龙、巳蛇、戊马、未羊、申猴、酉鸡、戌狗、亥猪，对于推求知道属相者的年支非常简易。

（4）公式计算法 1：首先要知道天干、地支所代表的数（表 1）

表 1　干支数表

代表数	1	2	3	4	5	6	7	8	9	10	11	12
天干	甲	乙	丙	丁	戊	己	庚	辛	壬	癸		
地支	子	丑	寅	卯	辰	巳	午	未	申	酉	戌	亥

计算公式：（公元年数 −3）÷60 取余数

方法：分析余数，查表 1。

年干：看个位数。到表 1 中直接查找。如个数是 0，则代表 10。

年支：余数小于 12，直接到表 1 查找；如果余数大于 12，则减 12 的倍数，查表 1。0 代表 12。

举例：求 2007 年的年干支：

年干支：（2007−3）÷60 余数是 24

故年干代数是 4，年干为丁

年支代数是 24−24=0，年支代数是 0，年支为亥

因此，2007 年年干支为丁亥。

（5）公式计算法 2：年干支的计算方法，仍以表 1 为干支序数。

1）年天干的计算方法

公式：年天干 = 所求年数的个位数 −3，所得数就是该年天干的代表数（若所得数为非正数，则加上 10）。

2）年地支的计算方法

公式：年地支 =（所求年数 ÷12）的余数 −3，所得数就是该年地支的代表数（若所得数为非正数，则加上 12）。

举例：求 2008 年的年干支。

求天干：代入公式 8−3=5，就是戊的代表数。

求地支：代入公式（2008÷12）的余数为 4，4−3=1，就是子的代表数。

故 2008 年的年干支是戊子。

23.如何利用干支起运诀

（1）十干起运诀　十干起运诀载于宋代刘温舒《素问入式运气论奥》。根据十天干建立某年值年大运的方法，即"十干建运"。十干起运诀就是十干建运的方法。诀，《说文解字》："一曰法也。"

具体方法：以左手为工具，用其食指、中指、无名指的指节及其横纹计数。以无名指第三节指纹为甲（土运阳年），中指第三节指纹为乙（金运阴年），食指第三节指纹为丙（水运阳年），食指第二节指纹作丁（木运阴年），食指第三节横纹记戊（火运阳年），食指末节记为己（土运阴年），再顺次将中指末节、无名指末节、无名指第三节横纹、第二节横纹依次记为庚（金运阳年）、辛（水运阴年）、壬（木运阳年）、癸（火运阴年）。以太少相生、五运相生的顺序顺次推转即可（图5）。

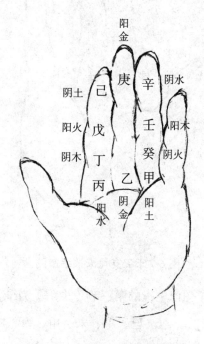

图5　十干起运诀手掌图

十干，阳干甲、丙、戊、庚、壬为太过；乙、丁、己、辛、癸为不及。

十干合化五运为：甲己化土，乙庚化金，丙辛化水，丁壬化木，戊癸化火。

（2）十二支司天诀 十二支司天诀亦见于宋代刘温舒《素问入式运气论奥》，利用左手手指的指纹与指节，推算司天的方法如下。

先定三阴三阳：将中指的中节记为厥阴，向下，再向食指、中指方向，依次将少阴、太阴、少阳、阳明、太阳记在中指第一节，食指第一、二、三节、中指第三节。其排列次序为一阴（厥阴）-二阴（少阴）-三阴（太阴）-一阳（少阳）-二阳（阳明）-三阳（太阳）-一阴（厥阴）……顺序轮转，如环无端（图6）。

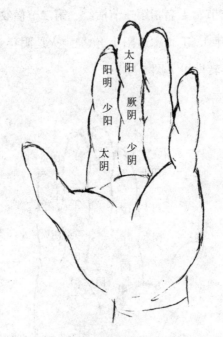

图6 十二支司天诀手掌图

再以十二支的掌位图以中指的第三节（少阴）为子，在图6向顺时针方向顺序定位为丑、寅、卯、辰、巳、午、未、申、酉、戌、亥。

自少阴"子"数起，则顺次丑为太阴，寅为少阳，卯为阳明，辰为太阳，巳为厥阴，至午则为少阴，未为太阴，申为少阳，酉为阳明，戌为太阳，亥为厥阴。以此顺次轮转，年支与司天的对应关系如下：子午之年，少阴君火司天；丑未之年，太阴湿土司天；寅申之年，少阳相火司天；卯酉之年，阳明燥金司天；辰戌之年，太阳寒水司天；巳亥之年，厥阴风木司天。

24. 何谓天干化运，何谓地支化气

天干化五运：甲己年化土运，乙庚年化金运，丙辛年化水运，丁壬年化木运，戊癸年化火运。《素问·五运行大论》云："土主甲己，金主乙庚，水主丙辛，木主丁壬，火主戊癸。"

《素问·天元纪大论》亦云："甲己之岁，土运统之；乙庚之岁，金运统之；丙辛之岁，水运统之；丁壬之岁，木运统之；戊癸之岁，火运统之。"

古人认为这是根据天象的变化而确定的。古人仰观天象，发现丹天、黅天、苍天、素天、玄天五色之气横贯周天二十八宿，而二十八宿又与天干地支方位对应，根据五色之气所在的宿位便可以确定十干统运的原则。《太始天元册》载："丹天之气经于牛女戊分，黅天之气经于心尾己分，苍天之气经于危室柳鬼，素天之气经于亢氐昴毕，玄天之气经于张翼娄胃。所谓戊己分者，奎壁角轸，则天地之门户也。"作者认为，五气经天是五运（小运）的天象。

地支化六气：即甲子中地支之六气变化。六气之标（以三阴三阳应之）与十二支相配，称为"十二支化气"。

巳亥化厥阴风木，子午化少阴君火，丑未化太阴湿土，寅申化少阳相火，卯酉化阳明燥金，辰戌化太阳寒水。《素问·五运行大论》云："子午之上，少阴主之；丑未之上，太阴主之；寅申之上，少阳主之；卯酉之上，阳明主之；辰戌之上，太阳主之；巳亥之上，厥阴主之。"

六气之化：即六气之标化。风热火湿燥寒六气之化可用三阴三阳标志。风化厥阴，热化少阴，湿化太阴，火化少阳，燥化阳明，寒化太阳。《素问·天元纪大论》云："厥阴之上，风气主之；少阴之上，热气主之；太阴之上，湿气主之；少阳之上，相火主之；阳明之上，燥气主之；太阳之上，寒气主之。"

25. 何谓六十甲子

甲子纪年是中国古代以干支记录时间的方法，凡六十年为一甲子。《竹书纪年》载自黄帝始，《今本竹书纪年·黄帝轩辕氏》云："元年，帝即位，居有熊……五十年秋七月庚申，风鸟至，帝祭于洛水。"《古本竹书纪年·五帝》亦有"帝尧元年丙子"的记载。

六十甲子是以天干和地支配合用以纪年的方法。甲、丙、戊、庚、壬五个阳干与子、寅、辰、午、申、戌六个阳支相配；乙、丁、己、辛、癸五个阴干与丑、卯、巳、未、酉、亥六个阴支相配。如此十天干与十二地支相配属，便构成了60年甲子的一个周期。

干支的一个循环（六十甲子）

甲子 乙丑 丙寅 丁卯 戊辰 己巳 庚午 辛未 壬申 癸酉 甲戌 乙亥

丙子 丁丑 戊寅 己卯 庚辰 辛巳 壬午 癸未 甲申 乙酉 丙戌 丁亥

戊子 己丑 庚寅 辛卯 壬辰 癸巳 甲午 乙未 丙申 丁酉 戊戌 己亥

庚子 辛丑 壬寅 癸卯 甲辰 乙巳 丙午 丁未 戊申 己酉 庚戌 辛亥

壬子 癸丑 甲寅 乙卯 丙辰 丁巳 戊午 己未 庚申 辛酉 壬戌 癸亥

《黄帝内经》五运六气理论研究以六十甲子为时间背景。《素问·天元纪大论》云："天以六为节，地以五为制。周天气者，六期为一备；终地纪者，五岁为一周……五六相合而七百二十气为一纪，凡三十岁；千四百四十气，凡六十岁，而为一周，不及太过，斯皆见矣。"《素问·六微旨大论》云："天气始于甲，地气治于子，子甲相合，命曰岁立，谨候其时，气可与期。"

26. 五运六气的天文学背景是什么

我国自有文字记载，就有对天象的观测记录。《尚书·尧卷典一》云："乃命羲和，钦若昊天，历象日月星辰，敬授人时。"《淮南子·泰族训》云："天设日月，列星辰，调阴阳，张四时……圣人象之。"五运六气学说就是运用了古代天文学成就，以应用于医学理论之中。中国古代天文学说主要有盖天说、浑天说和宣夜说。东汉末年蔡邕在《朔方上书》指出："言天体者有三家，一曰周髀，二曰宣夜，三曰浑天。"

盖天说始于西周，文字记载最早见于《周髀算经》。《晋书·天文志》："天圆如张盖，地方如棋局。"方属地，圆属天，天圆地方。是以人为中心，立于地面观测天象，靠人的感觉观测日、月、星辰的运动。盖天说认为：天是圆形的，像一把张开的大伞覆盖在地上；地是方形的，像一个棋盘；日月星辰则像爬虫一样过往天空，故又称天圆地方说。《淮南子·精神训》云："头之圆也像天，足之方也像地。"《灵枢·邪客》云："天圆地方，人头圆足立以应之。"

浑天说产生于战国时代，认为天球是一个浑圆的球，天球有天壳存在，在壳之外是无限的宇宙。《素问·六节脏象论》云："天至广不可度，地至大不可量。"

宣夜论在《庄子·逍遥游》中初见萌芽，在浑天说的基础上认为天没有边际，宇宙是无限的，日月星辰靠气的推动运行于宇宙之中。《素问·五运行大论》云："地之为下否乎？岐伯曰：地为人之下，太虚之中者也。帝曰：冯乎？岐伯曰：大气举之也。"

中医运气学的天文学思想摘取了以上三说之长，以宣夜说为主，说明宇宙、天地之结构和演化。《素问·五运行大论》云："天垂象，地成形，七曜纬虚，五行丽地。地者，所以载生成之形类也。虚者，所以列应天之精气也。形精之动，犹根本之与枝叶也，仰观其象，虽远可知也。"

《素问·天元纪大论》云："太虚寥廓，肇基化元，万物资始，五运终天，布气真灵，揔统坤元，九星悬朗，七曜周旋，曰阴曰阳，曰柔曰刚，幽显既位，寒暑弛张，生生化化，品物咸章。"阐述了从混沌状况发展而来的太阳系之演化和生成的过程，认为这是一个无极而太极的过程。这种卓越的思想被太阳系起源的康德－拉普拉斯星云说所证实。公元17世纪，著名科学家康德从牛顿经典力学的立场上，首先提出太阳系是由充满宇宙空间的混沌状微颗粒物质在引力及斥力的相互作用下演化而成。后来，拉普拉斯提出了太阳系是由团气体星云形成的学说。后人便称之为康德－拉普拉斯星云说。这个星云假说合理地解释了太阳系的某些显著特征，行星都在一个平面上，其轨道接近于正圆形，并按着同一方向绕太阳旋转。

27. 五运六气的历法背景有哪些

历法，简称"历"，是研究日月星辰运行，以定岁时节气的方法。其内涵是根据日月星辰运行，推算各种计时单位长度，建立其间关系，制定时间序列法则。远古之时，人们"日出而作，日入而息"，没有历法。从古人制定历法到清朝末期，中国历史上共产生过102部历法。古代历法是以天象为本而制定，体现了天地阴阳万物的变化规律。

《史记·历书》云："盖黄帝考定星历，建立五行；起消息，正闰余。"《后汉书·律历下》云："黄帝造历。"《世本》记载，大桡氏制定了天干地支并在干支基础上作甲子，容成造历。《世本》云："羲和占日。常仪占月。羲和作占月。后益作占岁。臾区占星气。大桡作甲子。黄帝令大桡作甲子……容成造历。"至夏朝，夏后氏颁布了夏历，以正月为一岁之首，正月建寅。此后历朝历代历法都有改动，商代以十二月为岁首，十二月建丑；周代以十一月为岁首，十一月建子；秦代以十月为岁首，十月建亥；汉武帝时改夏历为正；王莽时又改商历为正，其后魏明帝、唐武后、宋仁宗等都曾改历，但应用时间都不长，最后都以夏历为正。《后汉书·律历下》指出："黄帝造历，元起辛卯，而颛顼用乙卯，虞用戊午，夏用丙寅，殷用甲寅，周用丁巳，鲁用庚子。"

殷墟卜辞显示，3000多年前古人已熟练地运用干支纪日。中国历史从西周共和元年（公元前841年），开始有比较准确的甲子纪年。

《黄帝内经》中的历法主要有太初历、阴阳合历、十月太阳历三种。有人提出五运六气历、九宫八风历等，如《素问·六节藏象论》云："五日谓之候，三候谓之气，六气谓之时，四时谓之岁。"似乎可以作为历法，但其应用了三种历法为指导，是三种历法的具体应用，五运六气是天体运动变化产生的气令现象，虽然有规律，讲节律，但不是历法。故《素问·天元纪大论》云："天有五行，御五位，以生寒暑燥湿风。"同理，九宫八风也不是历法。

（1）太初历：古代各国采用不同的历法，计有黄帝、颛顼、夏、殷、周、鲁古六历，都是"四分历"，即以365又1/4日为一回归年的历法。各历差别主要是岁首不同，黄帝、周、鲁三历建子（以十一月为岁首），殷历建丑（十二月），夏历建寅（正月），颛顼历建亥（十月）。公元前104年，汉武帝改古六历为太初历。

《素问·脉解》云："太阳所谓肿腰脽痛者，正月太阳寅，寅太阳也。"《灵枢·阴阳系日月》云："寅者，正月之生阳也，主左足之少阳。"两段皆言月建，谓正月建寅，即以正月为岁首。这正是汉武帝"改正朔，易服色"，制定并颁布太初历的产物。

（2）阴阳合历：公元85年，汉章帝下诏废止太初历，改行四分历，也称古四分合历，即阴阳合历，是兼顾太阳和月亮两种运动的历法。

《素问·六节藏象论》云："日行一度，月行十三度有奇焉，故大小月三百六十五日而成岁，积气余而盈闰矣。"与《尚书》以"闰月定四时成岁"相同。

（3）十月太阳历：十月太阳历不在102部历法之内。在我国秦末汉初出现，来源于夏代以前的西羌文明。《夏小正》为西汉礼学名家戴德所作，其内容为典型的十月太阳历，其一年是十个月，所用的是与月相（月亮圆缺）无关的太阳历，故称为十月太阳历，除二月外，每月都有定季节的天象，利用北斗星、参星、昴星、大火星、织女星、南门星等在天空中的位置定季节。如正月"初昏参中，斗柄悬在下"，意思是该月初昏时刻参星位于天的中央，相当现行农历正月天象；三月"参则伏"，意思是三月参星由一月位于天的中央下行至三月伏而不见，相当现行农历三月半至四月半的天象；五月"参则见"，意思是五月参星又上行可见，相当现行农历六月的天象；六月"初昏，斗柄正在上"，意为此月初昏时刻北斗星斗柄指向正上，相当现行农历八月初天象；十月"初昏，南门见"，意为该月初昏时刻南门星从东方地平线上行可见，相当现行农历十二月的天象。将全年分为十个月，每个月三十六天，以十天干命名，再将十个月与五行结合，分为五季，每季两个月七十二天，出现甲乙属木，丙丁属金，戊己属土，庚辛属金，壬癸属水的规律。《诗经》云："七月流火"，指七月大火星偏西下行，天气开始转凉，也正是这种天象历法的体现，这种历法至今在我国彝族聚集地仍有使用。

陈久金考证认为，我国先秦时代确实存在过十月太阳历。由于三十节气的起止分法与夏正同，也就证明与《夏小正》相合。

《管子·五行》云："日至，睹甲子，木行御……七十二日而毕；睹丙子，火行御……七十二日而毕；睹戊子，土行御……七十二日而毕；睹庚子，金行御……七十二日而毕；睹壬子，水行御……七十二日而毕。"《春秋繁露·五行对》云："水为冬，金为秋，土为季夏，火为夏，木为春。"《春秋繁露·治顺五行》云："故阳气出于东北，入于西北，发于孟春，毕于孟冬。"又曰："日冬至，七十二日木用事，其气燥浊而青。七十二日火用事，其气惨阳而赤。七十二日土用事，其气湿浊而黄。七十二日金用事，其气惨淡而白。七十二日水用事，其气清寒而黑。七十二日复得木。木用事，则行柔惠，挺群禁。至于立春，出轻系，去稽留，除桎梏，开门阖，通障塞，存幼孤，矜寡独，无伐木。"《淮南子·天文训》云："日冬至子、午，夏至卯、酉。冬至加三日，则夏至之日也。岁迁六日，终而复始。壬午冬至，甲子受制，木用事，火烟青。七十二日，丙子受制，火用事，火烟赤。七十二日戊子受制，土用事，火烟黄。七十二日，庚子受制，金用事，火烟白。七十二日，壬子受制，水用事，火烟黑。七十二日而岁终，庚子受制。岁迁六日，以数推之，七十岁而复至甲子。"这些都是十月太阳历的历法产物。

《黄帝内经》中一年分为五季，每季七十二日，正是十月太阳历的最基本结构。如《素问·六节藏象论》云："春胜长夏，长夏胜冬，冬胜夏，夏胜秋，秋胜春，所谓得五行时之胜，各以气命其藏。"《素问·风论》云："春甲乙伤于风者为肝风，以夏丙丁伤于风者为心风，以季夏戊己伤于邪者为脾风，以秋庚辛中于邪者为肺风，以冬壬癸中于邪者为肾风。"《素问·藏气法时论》云："脾主长夏，足太阴阳明主治，其日戊己。"

《素问·六节藏象论》云："天以六六为节，地以九九制会，天有十日，日六竟而周甲，甲六复而终岁，三百六十日法也。"《素问·天元纪大论》云："帝曰：上下周纪，其有数乎？鬼臾区曰：天以六为节，地以五为制。周天气者，六期为一备；终地纪者，五岁为一周。君火以明，相火以位。五六相合而七百二十气，为一纪，凡三十岁；千四百四十气，凡六十岁，而为一周。不及太过，斯皆见矣。"都是十月太阳历的具体体现。

《素问·六节藏象论》又云："夫六六之节，九九制会者，所以正天之度、气之数也。天度者，所以制日月之行也；气数者，所以纪化生之用也。天为阳，地为阴；日为阳，月为阴；行有分纪，周有道理，日行一度，月行十三度而有奇焉，故大小月三百六十五日而成岁，积气余而盈闰矣。立端于始，表正于中，推余于终，而天度毕矣。"而这也是四分历的表达。

可见，运气理论灵活运用了十月太阳历的内涵，并与太初历、四分历相统一。

28. 音律在五运六气理论中有什么作用

音律在中国传统文化背景中源远流长，在没有文字记载之前就有乐器。1987 年在河南省舞阳县贾湖村出土了 25 支贾湖骨笛，距今约 8000 年历史。在有历史记载之时便有了琴瑟，《世本》指出伶伦创造了律吕。音律与五运六气理论有着密切的联系。

五音，即宫、商、角、徵、羽，古乐五声音阶的五个阶名，古称五声或五音。古人以五音象物形：角如物触地而出，徵如物盛大而繁荣，宫居中央而畅四方，商如物成而有章法，羽如物聚而藏；还以五音象五季之气和。《五行大义》引《乐纬》云："春气和，则角声调；夏气和，则徵声调；季夏气和，则宫声调；秋气和，则商声调；冬气和，则羽声调。"

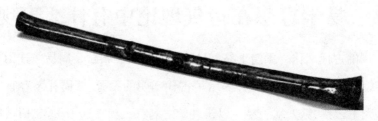

图7 贾湖骨笛

《黄帝内经》在五运六气理论中以五音建运，象五运之动。《类经图翼·五音建运图解》云："五音者，五行之声音也。土曰宫，金曰商，水曰羽，木曰角，火曰徵。晋书曰：角者，触也，象诸阳气触动而生也，其化丁壬。徵者，止也，言物盛则止也，其化戊癸。商者，强也，言金性坚强也，气化乙庚。羽者，舒也，言阳气将复，万物将舒也，其化丙辛。宫者中也，得中和之道，无往不畜。"

五音性同五行，可以代表五运，用角代表初运木运，用徵代表二运火运，用宫代表三运土运，用商代表四运金运，用羽代表终运水运，是为五音建运。五音代表了天地阴阳的升降出入开阖。

五音分阴阳，变为十之太少：太宫、太商、太角、太徵、太羽、少角、少宫、少商、少徵、少羽，按照阴阳相生规律太少相生。

《素问·阴阳应象大论》云："东方生风，风生木……在音为角……南方生热，热生火……在音为徵……中央生湿，湿生土……在音为宫……西方生燥，燥生金……在音为商……北方生寒，寒生水……在音为羽。"阐述了五行相生与五音的内在联系。

　　唐代王冰《玄珠密语》作了充分地发挥，而宋代刘温舒补《素问·遗篇》进一步嵌入了音律内容，并在《素问入式运气论奥》全面发挥。

29. 易学思想在运气理论中有什么表现

　　中国的古代文化，肇始于易。易有三，连山、归藏、周易。连山、归藏已失传，留给我们的《周易》揭示了古代文明的肇源。《周礼·春官宗伯第三·筮人》云："筮人掌三易，以辨九筮之名：一曰《连山》，二曰《归藏》，三曰《周易》。"《帝王世纪》云："庖牺作八卦，神农重之为六十四卦，黄帝、尧、舜引而申之，分为二易。至夏人因炎帝曰《连山》，殷人因黄帝曰《归藏》，文王广六十四卦，著九六之爻，谓之《周易》。"《周易》包括《经》和《传》两部分，《经》主要是六十四卦及三百八十四爻，各有卦辞和爻辞，可能写定于周初至春秋；《传》是解释《经》的，相传为孔子所作，据今人研究，大抵系战国及秦汉之际的作品。

　　《易》的四大特征是象、数、卦、爻。象与数是中国传统文化的内涵，古人观象纪数，以说天地之道。在没有文字记载的远古作河图、洛书，画八卦，以文解卦而成易，易成为中国传统文化的源头，象、数是易的重要组成部分。《黄帝内经》应用了易学思想，用其象、数指导研究天地人与疾病发生、发展的关系。《黄帝内经》中的"象"包涵了广泛的内涵：象天地日月、阴阳应象、五行象、藏象、经络象、脉象、色象、疾病象等，用象思维以取象比类。《黄帝内经》中"数"有天地之数、记生化之数和易之数，用以说明天地之道、人体阴阳变化、推测气令变化及对疾病与地理方位的影响等。张景岳指出："宾尝闻之孙真人曰：不知易，不足以言太医……易具医之理，医得易之用。"在运气理论中，只借用了象、数的思想和方法，用于说明自然和发病现象。

《黄帝内经》反映了易学思想。《易·系辞》："一阴一阳之谓道。"《素问·阴阳应象大论》云："阴阳者，天地之道也。"《易·系辞》："穷则变，变则通。"《素问·阴阳应象大论》云："阴胜则阳病，阳胜则阴病。阳胜则热，阴胜则寒。重寒则热，重热则寒。"

《易·系辞》云："有天道焉，有人道焉，有地道焉，兼三才而两之，故六。六者非它也，三才之道也。"又云："仰则观象于天，俯则观法于地，观鸟兽之文，与地之宜，近取诸身，远取诸物，于是始作八卦，以通神明之德，以类万物之情。"《素问·气交变大论》云："夫道者，上知天文，下知地理，中知人事，可以长久。此之谓也。"

易之思想与七篇大论的写作思想相关联。七篇大论论述的是天、地、人之三阴三阳之气的变与化，自然、物候、气象包罗其中，与易之理相承，而非易以说理，易与七篇大论同源于中华传统文化思想。易是文化哲学思想之升华，可以指导说明世界一切现象，而七篇大论则重点以人为本，研究天、地、人的三者联系，旁及自然、物候、气象等学科。

五运六气应用的九宫之说、数概念都是借用了易之法，而用以说明九州地理、天气变化规律。

（1）关于九宫：在《素问·六元正纪大论》和《素问·五常政大论》中涉及了九宫，如"灾一宫""灾二宫""灾三宫"……"灾九宫"，七篇大论所言九宫则是以后天八卦之九个方位来定位天之九宫，与地之九州八卦方位相对应，用以说明地理的气化特征。以太一游宫，根据斗纲所指洛书九宫，以定八风的方位，推测气象及疾病的吉凶。

（2）关于数：《黄帝内经》中数的内涵有三：一是天地之数，二是纪生化之数，三是易之数。

1）天地之数：《素问·离合真邪论》云："夫圣人之起度数，必应于天地。"《素问·六节藏象论》云："夫六六之节，九九制会者，所以正天之度、气之数也。天度者，所以制日月之行也；气数者，所以纪化生之用也。天为阳，地为阴；日为阳，月为阴；行有分纪，周有道理，日行一度，月行十三度而有奇焉，故大小月三百六十五日而成岁，积气余而盈闰矣。立端于始，表正于中，推余于终，而天度毕矣。"

《素问·天元纪大论》云："帝曰：上下周纪，其有数乎？鬼臾区曰：天以六为节，地以五为制。周天气者，六期为一备；终地纪者，五岁为一周。君火以明，相火以位。五六相合而七百二十气，为一纪，凡三十岁；千四百四十气，凡六十岁，而为一周。不及太过，斯皆见矣。"此数为天地之常数。

《素问·六元正纪大论》云："天地之数，终始奈何？岐伯曰：悉乎哉问也！是明道也。数之始，起于上而终于下，岁半之前，天气主之，岁半之后，地气主之，上下交互，气交主之，岁纪毕矣。"天地之数起始于上下半年，上半年天气主之，下半年地气主之。

2）纪生化之数：《素问·五运行大论》云："夫数之可数者，人中之阴阳也，然所合，数之可得者也。"又："夫阴阳者，数之可十，推之可百，数之可千，推之可万。"此数用以纪生化。

3）易数：《黄帝内经》应用了河图数。《素问·六元正纪大论》云："乙丑、乙未岁：上太阴土，中少商金运，下太阳水。热化寒化胜复同，所谓邪气化日也。灾七宫。湿化五，清化四，寒化六，所谓正化日也。"其数五、四、六代表河图所指数理特征。

《素问·五常政大论》云："委和之纪……眚于三……从革之纪……眚于七……涸流之纪……眚于一。"委和之纪，以数三指代东方；从革之纪，数七指代南方；涸流之纪，数一指代北方。所用数为河图之数。

《素问·六元正纪大论》云："太过者其数成，不及者其数生，土常以生也。"说明太过之年用成数，不及之年用生数，土独以生数。

《黄帝内经》应用了洛书之数。《素问·六元正纪大论》论述了九宫："丁丑、丁未岁……灾三宫……己卯、己酉岁……灾五宫……辛巳、辛亥岁……灾一宫……癸未、癸丑岁……灾九宫。"是以洛书九宫之数，东宫为三，中宫为五，北宫为一，南宫为九。

《灵枢·九宫八风》云："是故太一入徙立于中宫，乃朝八风，以占吉凶也。风从南方来，名曰大弱风，其伤人也，内舍于心，外在于脉，气主热……此八风皆从其虚之乡来，乃能病人。"根据斗纲所指洛书九宫，以定八风的方位，推测气象及疾病的吉凶。

30. 地域对五运六气有何影响

地球公转自转产生天地运行，天地运行产生五方五位，从而出现不同的气令（气象、气候特征），不同的地域特点因感受天地之气之不同而异。《素问·天元纪大论》云："天有五行，御五位，以生寒暑燥湿风。"《素问·异法方宜论》云："东方之域，天地之所始生也……西方者，金玉之域，沙石之处，天地之气收引也。"

不同的地域，气令特点有差异。《素问·五常政大论》云："天不足西北，左寒而右凉；地不满东南，右热而左温。其故何也？岐伯曰：阴阳之气，高下之理，太少之异也。东南方，阳也，阳者其精降于下，故右热而左温。西北方，阴也，阴者其精奉于上，故左寒而右凉。是以地有高下，气有温凉，高者气寒，下者气热。"

天不足西北，地不满东南之说是指天地之间不同方位的阳气而言，指天地之气顺应太阳变化规律，即阳气规律，非指地势。天地阴阳的气化规律是按照三阴三阳之序进行的。人面北而立，以天为客观，自左而右，分别是厥阴、少阴、太阴、少阳、阳明、太阳。故观天之西北位为太阴；天之东南位为太阳，其下（地）则为太阴。《素问·五运行大论》云："厥阴在上则少阳在下，左阳明右太阴；少阴在上则阳明在下，左太阳右少阳；太阴在上则太阳在下，左厥阴右阳明；少阳在上则厥阴在下，左少阴右太阳；阳明在上则少阴在下，左太阳右厥阴；太阳在上则太阴在下，左少阳右少阴。"在天之西北位是太阴，阴气最旺，阳气最少，故天之阳气不足；在地之东南位亦为太阴，阳气最少，故地不满东南。这句话是概念的转换，所以理解较困难。前面讲在天之阳气，因天之位在太阴，故阳气不足；后面则转换为地之位，因东南在天之位为太阳，其下为太阴，故地之阳气不满于东南。"

同一地域高下不同，阴阳之气也不同。《素问·五常政大论》云："崇高则阴气治之，污下则阳气治之，阳胜者先天，阴胜者后天，此地理之常，生化之道也……高者其气寿，下者其气夭。"

同一地域，地势不同也可以造成气令差异。《素问·五常政大论》云："地有高下，气有温凉，高者气寒，下者气热。"《素问·六元正纪大论》云："春气西行，夏气北行，秋气东行，冬气南行。故春气始于下，秋气始于上，夏气始于中，冬气始于标。春气始于左，秋气始于右，冬气始于后，夏气始于前。此四时正化之常。故至高之地，冬气常在，至下之地，春气常在，必谨察之。"地势高的地方偏于寒凉，地势低的地方相对偏于温热。

五运六气

入门篇

31. 何谓岁运

岁运：统主一年之运称为岁运，又称"中运""大运"，用以说明全年的气令变化特点。

岁运的推演方法：甲己岁土运，乙庚岁金运，丙辛岁水运，丁壬岁木运，戊癸岁火运。《素问·天元纪大论》云："甲己之岁，土运统之；乙庚之岁，金运统之；丙辛之岁，水运统之；丁壬之岁，木运统之；戊癸之岁，火运统之。"

岁运有太过、不及之分，年干属阳为太过，属阴为不及。

岁运的交运时间：一般情况下，太过之年在大寒前13日交运，不及之年在大寒后13日交运（王冰《玄珠密语》）。《素问·六元正纪大论》云："运有余，其至先，运不及，其至后，此天之道，气之常也。"

《黄帝内经》以立春（正月朔日）为运气交接点，桂林古本《伤寒杂病论》记载始于大寒，唐代之后出现分化，有以立春，有以大寒，有以冬至。目前通行大寒日为运气交接点。

岁运的特点：

（1）每运主统1年。

（2）以五行相生之序，太过、不及交替。

（3）按五行之序每5年循环1周，按天干10年循环1周。

32. 何谓主运，如何推演

主运：指分主一年五季（步）的正常变化，周而复始，历年不变，故称"主运"。

主运的推演方法：五步主运、五音建运、太少相生。

五步主运：把 1 年分为春、夏、长夏、秋、冬五个季节，分主五运，每运各主 73 日 5 刻。《黄帝内经》从立春日交运，从立春日始则与五季相应；后世多从大寒日交运，从大寒日始，每季向后推延半个月，五步则以木火土金水五行分步。初运木，自大寒日始；二运火，自春分后 13 日始；三运土，自芒种后 10 日始；四运金，自处暑后 7 日始；终运水，自立冬后 4 日始。

五音建运：角、徵、宫、商、羽分别建于木、火、土、金、水五运之上，根据五音之太、少，推主时五运的太过不及（表 2）。

表 2　五音建运

运序	初运	二运	三运	四运	终运
主运	木	火	土	金	水
五音	角	徵	宫	商	羽
主时	春	夏	长夏	秋	冬

太少相生：太少相生，即阴阳相生。年干岁运属阳为太，属阴为少。按照五行相生关系而发生相应变化，表现为自然气化规律（表 3）。

表 3　五音建运太少相生表

年干	甲	乙	丙	丁	戊	己	庚	辛	壬	癸
阴阳	阳	阴	阳	阴	阳	阴	阳	阴	阳	阴
岁运	土	金	水	木	火	土	金	水	木	火
五音	宫	商	羽	角	徵	宫	商	羽	角	徵
太少	太	少	太	少	太	少	太	少	太	少

推演主运：主运每年始于木、角音，终于水、羽音，固定不变，周而复始。各运中的太过与不及年年变化，太少相生年年不同。

推演方法：

（1）以年干确定岁运。

（2）以年干之阴阳确定岁运之太少。

（3）以岁运之太少确定相应主运之太少。

（4）再按太少相生规律上推至角、下推至羽。

如 2018 年为戊戌之岁，戊年岁运为阳火，属太徵，在二之运（表4）。

表4 太徵年五步推运表

运序	初	二	三	四	终
主运	木	火	土	金	水
五音	角	徵	宫	商	羽
太少	少	太	少	太	少

主运特点：

（1）主运的太过不及与当年岁运的太过不及相一致。

（2）主运太过、不及的变化周期为十年。

（3）五运主运与五行特性相一致，其气令、物候变化和人体脏腑生理变化也表现出相应的五行特征。

主运交运时刻：每年大寒日起运，春分后 13 日交二运，芒种后 10 日交三运，处暑后 7 日交四运，立冬后 4 日交终运。

33. 何谓客运，如何推演

客运分主一年五季（步）特殊气化，年年有变，如客之往来，故曰"客运"。反映了一年五季特殊的气化。

推求方法：五步主运，方法同主运；五音建运，方法同主运；太少相生，规律同主运。

客运推演：以《素问·六元正纪大论》为依据。

（1）以当年之岁运为初运。

（2）以该年岁运的太过与不及来确定客运初运的太少，两者相同。

（3）按五音太少相生求其他四步及其太少。

推演要点：客运太少相生只限于客运初运所在的这一个五行周期之内的从角至羽。如戊年，岁运是火运太过，那么，客运的初运就是太徵，之后就以太徵为基准，以太少相生向后推求至羽，便可知：

太徵→少宫→太商→少羽

初运　二运　三运　四运

终运不能少羽生太角往下推求。

正确的方法：以太徵为基准找出五运周期，从太徵往前推求至角，生太徵的是少角，即：少角→太徵→少宫→太商→少羽。之后，再将少角按五行相生之序移至太羽之后，便是客运的终运。这样，戊年客运五步的太少是：

初运　二运　三运　四运　终运

太徵→少宫→太商→少羽→少角

循主运五行太少相生规律，分作五步，行于主运之上。

客运对主运之气进行干扰，使其发生相应改变，中医运气学称为"客主加临"。如2018年为戊戌年，岁运为阳，为太徵，其五运主客见表5。

表5　戊戌年主运、客运表

运序	初	二	三	四	终
主运	木	火	土	金	水
	少角	太徵	少宫	太商	少羽
客运	火	土	金	水	木
	太徵	少宫	太商	少羽	少角

客运特点：客运年年不同，10年为一个周期。

客运的交运时刻：客运的交运时刻与主运交运时刻相同。

34. 岁运（大运、中运）、主运、客运之间的关系是什么

（1）三者均以五行配天干来推演，说明自然界气化和人体脏腑、阴阳变化。

（2）岁运说明全年气令变化和对人体影响总的变化；主运说明一年中各个季节（步）气令及其对人体影响的常规变化规律；客运说明一年中各个季节（步）气令和对人体影响的特殊变化规律。

（4）三者以岁运为主，客运次之，主运为正常，综合分析运化。

（5）后世将岁运称为大运，主运、客运称为小运。

35. 何谓五运三纪

五运三纪指五运太过、不及和平气。

（1）太过　年干属阳为太过，表明该运气化特点偏盛。《素问·气交变大论》云："岁木太过，风气流行……岁火太过，炎暑流行……岁土太过，雨湿流行……岁金太过，燥气流行……岁水太过，寒气流行。"

岁运太过的气令变化规律是本运之气盛，本气流行而所胜之气被抑制。

岁运太过对人体疾病的影响：除病及本脏，还能影响所胜之脏病变，即己所胜乘之，见所胜之脏病；甚则出现复气，而见所不胜之脏病变。如金运太过之年，常见肺、肝之病，甚则可见心病。

（2）不及　年干属阴为不及，说明该运气衰，不能抵御克制之气，

气化特点表现为所不胜之运的气化。《素问·气交变大论》云："岁木不及，燥乃大行……岁火不及，寒乃大行……岁土不及，风乃大行……岁金不及，炎火乃行……岁水不及，湿乃大行。"

五运不及的气令变化规律是本运之气衰，所不胜之气（胜气）大行。

岁运不及对人体疾病的影响：岁运不及可致本脏发病；岁运不及胜气亢，己所不胜乘之，可见所不胜之脏病；己所胜不能克制，而被反侮，见所胜之脏病。如木运不及，除可见本脏肝病外，还常见脾胃和肺病。

（3）平气　五运既非太过，又非不及，气令平和，此为平气之年。《素问·六元正纪大论》云："运非有余非不足，是谓正岁，其至当其时也。"

年干以其阴阳属性而定，不是太过，就是不及，何来平气？张介宾在《类经图翼·五运太少齐兼化逆顺图解》曰："平气，如运太过被抑，运不及而得助也。"

如何知道该年的岁运为平气呢？需要结合该年的岁支属性进行推演。

①运不及而得助：阴干之岁，得岁支与之属性相同的司天之气之助可平。如癸巳年，癸为火运不及，得巳火之助，转为平气。

②运太过而被抑：阳干之岁，受岁支与之属性相克的司天之气的制约可平。如戊辰年，戊为阳火，但辰年太阳寒水司天，水克火，转为平气。

③干德符：初运之始，若交运时刻之年干、月干、日干、时干相合，也可转为平气，称"干德符"。

36. 何谓司天

司天指在上的天气，因轮值主司天气，也称司天之气。六气运行于上，运动于太虚之中，施化万物，当天之位，故为司天之气，也称

"天气""岁气"。司天主管全年，以上半年的气化为主。《素问·六元正纪大论》云："岁半之前，天气主之。"

司天之气的位置：在六步气运三之气的位置上。

司天之气以地支化气确定：先看年支，再据年支确定地支之所化。如戊戌年，年支为戌，辰戌之上，太阳主之，其司天之气为太阳寒水。

司天歌诀：

子午少阴化君火，丑未太阴湿土分，

寅申少阳化相火，卯酉阳明化燥金，

辰戌太阳化寒水，巳亥风木为厥阴。

37. 何谓在泉

在泉也称在泉之气。即在下的地气，是地气在不同岁支影响下所产生的不同气化，也称"地气"。在泉也是主管全年，以下半年的气化为主。《素问·六元正纪大论》云："岁半之后，地气主之。"

在泉之气的位置：在六步气运终之气的位置上。

在泉之气与司天之气阴阳相对，按照三阴三阳的规律：

一阴对一阳：厥阴—少阳

二阴对二阳：少阴—阳明

三阴对三阳：太阴—太阳

38. 何谓间气

间气：司天、在泉左右之气，为间气。客气有六，除司天、在泉二气之外，其余四气皆为间气。

司天之气的左右二间气确定方法：面北而定左右。四之气为司天之气的左间气，二之气为司天之气的右间气。

在泉之气的左右二间气确定方法：面南而定左右。初之气为在泉之气的左间气，五之气为在泉之气的右间气。

39. 何谓主气，如何推演

主气是指主司一年正常的气化之气。因其年年如此，固定不变，故称之为"主"。分六步推演，用来说明一年之内各个节气的常规气令变化。按照木、火、土、金、水五行相生之序排列。初之气厥阴风木，二之气少阴君火，三之气少阳相火，四之气太阴湿土，五之气阳明燥金，终之气太阳寒水。

主气六步交司时间：初之气，交于大寒日；二之气，交于春分日；三之气，交于小满日；四之气，交于大暑日；五之气，交于秋分日；终之气，交于小雪日。

简明记忆：大（大寒）分（春分）小（小满），大（大暑）分（秋分）小（小雪）。

40. 何谓客气，如何推演

客气指各年中变化的气化之气。随年支的不同而变化，如客之往来，岁岁有变，故称客气。反映三阴三阳之气变化，以说明一年各个节气在不同年份、不同节气的特殊气化。

以三阴三阳变化规律，周而复始之周期性变化，按六步气化排序：一阴厥阴风木，二阴少阴君火，三阴太阴湿土，一阳少阳相火，二阳阳明燥金，三阳太阳寒水。

客气六步的推演：客气六步，所主节气之时间与主气相同，以三阴三阳变化规律，按六步气化排序。三之气为司天之气，终之气为在泉之气，间气在其左右。客气每年不同，周而复始，循环往复。

以甲午年为例：

甲午年，年支为午，地支化气，午之上为少阴。司天之气为少阴君火，位三之气。在泉之气与司天相对，为阳明燥金，位终之气。司天左右二间气：面北而定。四之气为司天左间气，为太阴湿土；二之气为司天右间气，为厥阴风木。在泉左右二间气：面南而定。初之气为在泉左间气，为太阳寒水；五之气为在泉右间气，为少阳相火。

简明推演方法：

只要确定六气的司天之气，就可以推演出一年六气的运行规律，在泉之气，左右二间气。

（1）客气的运行规律是不变的：一厥阴，二少阴，三太阴，一少阳，二阳明，三太阳。

（2）确定了每一年支的司天之气后，放在三之气上，按三阴三阳运行规律排序即可。

如甲午年，司天之气是少阴君火，放在三之气位置上，其他则按序排列即可（见表6）。

表6 甲午年客气规律

初之气	二之气	三之气	四之气	五之气	终之气
太阳寒水	厥阴风木	少阴君火	太阴湿土	少阳相火	阳明燥金

41. 何谓客主加临

将客气六步分别加在主气六步之上，称"客主加临"，以推测当年各步的气化特点。《普济方·五运六气图》云："以客加主，而推其变。"

客主加临方法：

方法一：将客气司天之气加临主气三之气上，在泉之气加临主气终之气上，其余各间气相应加临一、二、四、五之气上。

方法二：将司天之气加临主气三之气上，其余各气按主、客气运行规律依次加临。

42. 何谓相得、不相得

客主加临后，分析主气、客气之间的关系。

相得：客主同气或相生，气令平和，不易发病。

不相得：客主相克，气令反常，容易发病。

《素问·五运行大论》云："气相得则和，不相得则病。"

43. 何谓顺逆

顺：客主相生或客胜主。顺则不易发病。

逆：主胜客。逆则容易发病。

《素问·至真要大论》云："主胜逆，客胜从。"

44. 何谓二火相加

二火相加即君火、相火相加。

顺：君火加临相火（主气）之上，即少阴君火为司天，主气三之气为少阳相火。

逆：相火加临君火（主气）之上，即二之气客气为少阳相火加临主气少阴君火。

《素问·六微旨大论》云："君位臣，则顺，臣位君，则逆。逆则其病近，其害速；顺则其病远，其害微。所谓二火也。"君位臣，指少阴君火为客气，少阳相火为主气，少阴君火加临少阳相火之上；臣位君，指少阴君火为主气，少阳相火为客气，少阳相火加临少阴君火之上。

45. 何谓运气相合

五运、六气相互结合，以分析每年的气令变化特点，才能全面推求一年气化的正常变化和可能出现的特殊变化。有运气同化、运气异化和平气三种情况。

运气同化: 五运六气同类化合,共有天符、岁会、同天符、同岁会、太乙天符五种情况。运气同化之间没有克制胜复关系,气令有可能因此而形成单一的气令偏胜,而致"亢则害"的严重后果。《素问·六微旨大论》云:"天符为执法,岁位为行令,太一天符为贵人……中执法者,其病速而危;中行令者,其病徐而持;中贵人者,其病暴而死。"甲子六十年中,运气同化年份似有三十六年,其中太乙天符四年,在天符、岁会年都有,故减去八年;岁会年中甲辰、甲戌与同天符年重迭,再减两年,实得二十六年。

运气异化: 指岁运与司天之气的五行属性不同的年份,甲子六十年中,除了运气同化的二十六年,运气异化的年份有三十四年。

平气: 指该年之运既非太过、又非不及。与司天、交运时刻之年干、日干、时干之间的关系有关。平气之年气令平和,流行性疾病较少,发病较为单纯。

关于平气、太过、不及之年的论述见于《素问·五常政大论》,但《黄帝内经》中没有具体论述观平气之方法,观平气之法为后世根据王冰《玄珠密语》整理。

46. 运气异化有几种情况

运气异化有小逆、不和、天刑、顺化四种情况。小逆、不和为运盛气衰,天刑、顺化为气盛运衰。

小逆:运生气。为平气年,气令变化小有异常。如辛亥年,水运,厥阴风木司天,水生木。

不和：运克气。不和之年，气令变化较大，发病较轻。如甲辰年，土运，太阳寒水司天，土克水。

天刑：岁运不及之年，气克运。天刑之年，气令变化较剧烈。如己亥年，土运不及，厥阴风木司天，木克土。

顺化：岁运太过之年，气生运。平和之年，气令变化平和。如甲子年，土运太过，少阴君火司天，火生土。

47. 何谓天符

天符：中运与司天五行属性相同。《素问·天元纪大论》云："应天为天符。"《素问·六微旨大论》云："土运之岁，上见太阴；火运之岁，上见少阳、少阴；金运之岁，上见阳明；木运之岁，上见厥阴；水运之岁，上见太阳。"上指司天。

"天符"在一甲子中共有 12 年。即己丑、己未、戊寅、戊申、戊子、戊午、乙卯、乙酉、丁巳、丁亥、丙辰、丙戌。

48. 何谓岁会

岁会：中运与岁支五行属性相同。《素问·天元纪大论》云："承岁为岁直。"《素问·六微旨大论》云："木运临卯，火运临午，土运临四季，金运临酉，水运临子。"

"岁会"在一甲子中共有 8 年。即丁卯、戊午、甲辰、甲戌、己丑、己未、乙酉、丙子。

四直承岁：岁支子、午、卯、酉为四正位，故丙子、戊午、丁卯、乙酉 4 年称"四直承岁"。

类岁会：寅、巳、申、亥为东、南、西、北的不当位，此 4 支与岁运相会，称"类岁会"。即壬寅、癸巳、庚申、辛亥。

49. 何谓同天符

同天符：太过之年中运与在泉五行属性相同，称"同天符"。

《素问·六元正纪大论》云："太过而同天化者三……甲辰甲戌太宫，下加太阴；壬寅壬申太角，下加厥阴；庚子庚午太商，下加阳明。如是者三……太过而加同天符。"

"同天符"在一甲子中有 6 年。即甲辰、甲戌、壬寅、壬申、庚子、庚午。

50. 何谓同岁会

同岁会：不及之年中运与在泉五行属性相同，称为"同岁会"。

《素问·六元正纪大论》云："不及而同地化者亦三……癸巳癸亥少徵，下加少阳；辛丑辛未少羽，下加太阳；癸卯癸酉少徵，下加少阴。如是者三……不及而加同岁会也。"

"同岁会"在一甲子中也有6年。癸巳、癸亥、辛丑、辛未、癸卯、癸酉。

51. 何谓太乙天符

太乙天符：又称太一天符。既是天符又是岁会的年份。岁运、司天、岁支三者五行属性相同，"三合为治"。

"太乙天符"在一甲子中共有4年，即戊午、乙酉、己丑、己未。

52. 五运六气有简明推演方法吗

作者总结了五运六气的简明推演方法，5分钟可以掌握。

根据干支纪年，推演六十甲子中每年各个时节的运气变化。年干用以推演岁运，岁支用以推演司天。

1. 明岁运，知太少

甲己岁——土运

乙庚岁——金运

丙辛岁——水运

丁壬岁——木运

戊癸岁——火运

歌诀：甲己化土乙庚金，丁壬化木水丙辛，

戊癸化火明五运，五运阴阳仔细分。

说明：阳干之年为太过，阴干之年为不及。

2. 推小运，用五音

主运每年始于木、角音，终于水、羽音，固定不变，周而复始。

客运以当年之岁运为初运，按照《素问·六元正纪大论》规律推演。

3. 定司天，知在泉

以岁支确定司天：

巳亥年：厥阴司天，少阳在泉。

子午年：少阴司天，阳明在泉。

寅申年：少阳司天，厥阴在泉。

丑未年：太阴司天，太阳在泉。

卯酉年：阳明司天，少阴在泉。

辰戌年：太阳司天，太阴在泉。

司天歌诀：子午少阴化君火，丑未太阴湿土分，

寅申少阳化相火，卯酉阳明化燥金，

辰戌太阳化寒水，巳亥风木为厥阴。

说明：司天主管上半年气化，位客气三之气；在泉主管下半年气化，位客气终之气。

4. 推六气，主客临

主气：六步厥阴风木、少阴君火、少阳相火、太阴湿土、阳明燥金、太阳寒水，按照木、火、土、金、水五行相生之序排列。

客气：把司天之气放在三之气位置，按照一厥阴，二少阴，三太阴，一少阳，二阳明，三太阳之序顺推。

讨论客主加临的关系，分析六步时节气化特征。

5. 辨关系，运气合

分析中运、主运、客运、主气、客气、司天、在泉、间气之间的相互作用关系，结合实际，明辨每年各个时节的运气特点。

必须指出的是，在实际应用过程中，要注意因时、因地、因人制宜，要根据地域特点及实际的气候、气象与发病的关系灵活运用，以客观实际为主，随机达变，不可拘泥。

53. 五运六气理论有何意义

（1）五运六气理论揭示了中华文明　1958年10月11日，开国领袖毛泽东主席在对卫生部党组《关于西医学中医离职学习班的总结报告》的批示中指出："中国医药学是一个伟大的宝库，应当努力发掘，加以提高。"

习近平总书记2010年6月20日在澳大利亚墨尔本理工大学中医孔子学院成立大会上指出："中医药学凝聚着深邃的哲学智慧和中华民族几千年的健康养生理念及其实践经验，是中国古代科学的瑰宝，也是打开中华文明宝库的钥匙。"2015年12月18日，习近平致中国中医科学院成立60周年贺信再次强调："中医药学是中国古代科学的瑰宝，也是打开中华文明宝库的钥匙。"

五运六气理论运用了古代的天文、历法、地理、物候、气象等研究成果，承载着中华民族文化传承，以研究人体发病及预防治疗。五运六气理论揭示了中华文明，是中华民族的伟大发现，可与四大发明相媲美，是中华文明的宝贵遗产。

（2）五运六气理论说明中医科学性　陈言曰："夫五运六气，乃天地阴阳运行升降之常道也。"天人相应是中医基础理论的根本，五运六气理论是天人相应思想的具体体现，是中医基础理论的核心。

现代认识到：地球具有公转、自转规律，公转产生四季、五运，自转产生昼夜、阴阳。古人不知道公转、自转的道理，以二十八宿为参照物，以日月、五星、北斗的运行记录自然现象、物候规律、人体发病规律，并互为联系，是以自我为中心对客观现象的真实记录，所以说五运六气理论是十分科学的，中医理论是十分科学的。

（3）五运六气是中医理论的灵魂　五运六气理论是中医理论的基础和渊源，是对天人相应思想的具体表达，是中医理论的核心，是中医理论皇冠上的明珠，是中医理论的灵魂，不懂五运六气理论就读不懂中医所有的书籍。

（4）五运六气理论指导临床应用　五运六气理论的运用非常广泛，运气本源于自然，是从天体运行，五星运动，自然界风、寒、暑、湿、燥、火变化，三阴三阳之气的运动规律中总结出来的研究自然界气候、气象变化、人体与疾病变化的一门唯物唯象科学，用于说明和预测自然气候、人体生命和疾病规律并指导防病治病。

1）说明自然界气象、气候的变化

根据五运六气理论，可以分析六十甲子中每年的岁运特点，可以分析并预测每年中不同时节可能出现的气化特征。把握岁运、司天、在泉三个要素，分析三者的关系，就可以大致看出一年气令的主要特征；再进一步分析六气主客、五运主客及其与岁运、司天、在泉之间的相互关系，结合实际，可以较为准确地把握时下气令特征。

2）用于预测传染病的发生和预防

传染性疾病在我国古代被称为瘟疫、疫气、戾气、时气等，其特点是发病迅猛，症状相似，无问大小，皆相染易。根据运气理论可以及早做出预测并制定预防方案，五运六气理论对指导急性传染病的防治具有重要意义。

3）预测疾病并指导预防

五运六气对自然生物、人体的影响是有规律可循的，除了说明和预测自然界的气令变化，还可以用来预测人体疾病并指导预防，司岁备物。

4）运用运气学说治疗疾病

《素问·六节藏象论》云："不知年之所加，气之盛衰，虚实之所起，不可以为工矣。"运用运气学说治疗疾病，首先要认识疾病与运气的关系，针对疾病、病证、病机、病性、病位、病势、病因等，结合体质、运气、发病时间等因素，根据临床实际，辨气血阴阳之失调，虚实之所起，气机之逆乱，灵活准确选方用药。

5）五运六气理论可以指导养生保健

《黄帝内经》提出了养生保健的方法，养生要顺应运气，使人体阴阳与天地平衡，服用寒凉的食物要远离寒凉的运气，服用温热的食物要远离温热的运气。《素问·六元正纪大论》云："用凉远凉，用寒远寒，用温远温，用热远热，食宜同法。"

在养生饮食的选择上，《黄帝内经》提出了岁谷和间谷的不同：岁谷具有养真气、安正气的作用，间谷具有保精、祛邪的作用。《素问·六元正纪大论》云："食岁谷以全其真，避虚邪以安其正……食岁谷以安其气，食间谷以去其邪……食岁谷以全其真，食间谷以保其精……食岁谷以全其真气，食间谷以辟虚邪。"

54. 何谓瘟疫

温、疫、疠在古代属于三个不同的病名，在当代统称为瘟疫或温病。

七篇大论对温疫的认识主要见于《素问·六元正纪大论》。《本病论》《刺法论》两篇可能由宋代刘温舒补入，提出了三年化疫理论和各种治疗方法，丰富了对瘟疫疾病的认识。

特殊爆发的急性传染性疾病在古代称为瘟疫，又有疫和疠的区别。通常疫是指瘟疫，是特殊的宇宙能量对大气环流和自然界的影响，尤其是对人和动物的影响较大。疠是指某个区域自然产生的不正常的气体或气流，对当地人或动物产生的影响。

七篇大论论述了二火（少阴君火、少阳相火）加临易发瘟疫，探讨了易发瘟疫的六气时段（辰戌之纪初之气多发，卯酉之纪二之气、终之气多发，寅申之纪初之气多发，丑未之纪二之气多发，子午之纪五之气多发，巳亥之纪终之气多发）。《本病论》《刺法论》认为，发生瘟疫的运气条件主要有三虚致疫，刚柔失守三年化疫，间气升降失常、气交有变易发瘟疫，不迁正、不退位易发瘟疫等，提示我们根据运气特点，做出预防和治疗。

55. 何谓三年化疫

"三年化疫"见于《素问遗篇·刺法论》："天地迭移，三年化疫，是谓根之可见，必有逃门。"以《刺法论》所论，三年化疫是指刚柔失守，上刚干失其位，下柔干不能独主，中运不能执法，天地不和，天运失序，三年后变大疫，是谓三年化疫。《素问遗篇·刺法论》云："刚柔二干，失其守位……天地迭移，三年化疫。"又云："假令丙寅，刚柔失守，上刚干失守，下柔不可独主之，中水运非太过，不可执法而定之。布天有余，而失守上正，天地不合，即律吕音异，如此即天运失序，后三年变疫。"

其发病特点具有流行性、传染性、不分老幼、症状相似。《素问遗篇·刺法论》云："五疫之至，皆相染易，无问大小，病状相似。"

治疗方法有刺法、意念调气法、吐气纳气法、药浴汗泄法、服小金丹法等，预防要做到保养脏腑，修养和神，顺天应道。《素问遗篇·刺法论》云："不相染者，正气存内，邪不可干，避其毒气……治之可刺……凡此十二官者，不得相失也……非治疾也，故要修养和神也。道贵常存，补神固根，神气不散，神守不分。"《素问遗篇·本病论》云："得守者生，失守者死。得神者昌，失神者亡。"

56. 何谓刚柔

（1）刚、柔本义　刚指坚硬，引申为刚强，坚强。宋代以后增加了方才、刚才之意。柔指柔韧、柔软、柔嫩、柔和、柔顺、温和、安抚等义。

（2）刚柔合义

1）指阴阳：《周易·系辞下》云："阴阳合德而刚柔有体。"

2）指强弱：《孙子兵法·九地》云："刚柔皆得，地之理也。"

3）指宽严：《周易·蒙》云："刚柔节也。"

（3）刚柔在《黄帝内经》中所指意义很多，包括高下、轻重、虚实、内外、强弱、坚硬、软弱、柔软、和缓、细腻、男女及阳气中属于柔性的物质、筋的属性柔软、气血属性、脉动性质、气化的性质、地之阴阳属性、疾病的阴阳属性等。

（4）刚柔在《素问遗篇》中指刚柔二干，刚为太过，柔为不及，阳干为刚，阴干为柔。刚是天甲子，柔是地甲子，天地甲子有一方不到位，是为刚柔失守。

张景岳说："十干五运，分属阴阳。阳干气刚，甲、丙、戊、庚、壬也。阴干气柔，乙、丁、己、辛、癸也。故曰刚柔二干。"《天元玉册·求天地二甲子五运配三元法》云："天甲子，地己卯，生土运。甲与己合，子与卯配。上见太阴司天，下见太阳在泉，中见土运。"以王冰的解释，天甲子上见司天，地甲子下见在泉，刚柔是上下二干。

刘温舒还用刚柔代指疫疠。《素问遗篇·刺法论》云："是故立地五年，以明失守，以穷法刺，于是疫之与疠，即是上下刚柔之名也，穷归一体也。"

57. 何谓初中

初：指每气之前三十天，地气主司。

中：指每气之后三十天，天气主司。

《素问·六微旨大论》云："帝曰：何谓初中？岐伯曰：初凡三十度而有奇。中气同法。帝曰：初中何也？岐伯曰：所以分天地也。帝曰：愿卒闻之。岐伯曰：初者地气也，中者天气也。"

58. 何谓生克乘侮

当代教材认为五行学说运用相生、相克理论，解释事物之间的广泛联系，其中相生、相克、生克制化理论，用于分析事物一般状态下的调节机制；而母子相及、相乘、相侮理论，用于解释事物特殊状态时的相互关系。

我们在六气主客加临时探讨客主之气的生克关系，在运气相合时探讨岁运与司天、在泉之间的关系，所用为生克关系。生克关系在五运六气理论中体现在承制关系以及客主加临、运气相合后的各种自然现象及其对人体发病的影响等方面。如《素问·六微旨大论》云："相火之下，水气承之；水位之下，土气承之；土位之下，风气承之；风位之下，金气承之；金位之下，火气承之；君火之下，阴精承之。"

五运六气理论中的乘侮关系则是指太过、不及年份的运气特点，其表现出的自然现象及其对人体发病的影响较平气之年更为显现，也是正常的调节机制，而非自然界事物的特殊状态。《素问·五运行大论》云："气有余，则制己所胜而侮所不胜；其不及，则己所不胜侮而乘之，己所胜轻而侮之。"

59. 何谓亢害承制

亢害承制是指天地之气的动态自稳平衡调节机制，五运与六气之间的互相制约，是保证自稳状态的基础，如平衡失常，则亢而为害，在人体则生化疾病。《素问·六微旨大论》云："亢则害，承乃制，制则生化，外列盛衰，害则败乱，生化大病。"

60. 何谓胜复

胜指胜气，指本运之气偏胜。

复指复气，是指偏胜之气的所不胜之气，即制约偏胜之气的气。

岁运的胜复规律是气令自稳调控的自然现象，有一分胜气便有一分复气，复气的多少依据胜气的多少而定，微则复微，甚则复甚。《素问·至真要大论》云："有胜则复，无胜则否。"

（1）五运胜复

1）太过之年，或同化或来复：太过之年，岁运之气为当胜之胜，若其不肆威刑，胜而不失常令，则所胜之气被同化。《素问·五常政大论》云："不恒其德，则所胜来复，政恒其理，则所胜同化。"

2）不及之年，有胜必复：岁运不及，所不胜之气乘其不及，不召自来，恃强凌弱，当此之时，其自身的防御能力减弱，则必然受到其不胜之气的报复。《素问·五常政大论》所谓："乘危而行，不速而至，暴虐无德，灾反及之。"

胜气、复气是相对而言的，正常情况下，胜气作，复气则来制约胜气，胜已而复，复已而胜。当胜气衰退，复气自然也就会终止。

（2）六气胜复

六气有主气、客气之分，主客又上下加临共同影响一年的气化。

1）主气：胜复承制是自然界气化的正常规律。《素问·至真要大论》云："初气终三气，天气主之，胜之常也。四气尽终气，地气主之，复之常也。"《素问·六微旨大论》："相火之下，水气承之；水位之下，土气承之；土位之下，风气承之；风位之下，金气承之；金位之下，火气承之；君火之下，阴精承之。"

主气，为一年中六个阶段正常的主时之气，但其淫胜亢害，也会影响气令变化，导致人体疾病的发生。《素问·六微旨大论》云："亢则害，承乃制，制则生化，外列盛衰，害则败乱，生化大病。"

2）客气：客气运行于天，也分为六步，动而不息，每岁右迁，六年一个小轮回。客气无复气。

3）客主之间的胜复：主气静而守位，主行地令；客气动而右迁，主行天令。客气与主气之间上下加临，必然会遇到相胜的时候，但这种相胜关系是短暂的，因为不论主气还是客气都有自己相应的时位，时位一过，这种相胜的状态就不复存在了。

客主之间只有胜气，没有复气。《素问·至真要大论》云："客主之气，胜而无复也。"

（3）胜复之变

胜复是自然气化的自衡机制，一般情况下不会发生气候的灾变及对人体产生不利的影响。但当这种自衡机制自我调节失常，其相对平衡的状态被打破时，则自然气令变化剧烈，甚至发生灾变，影响人体则有发生疾病的危险。在《素问·至真要大论》提到的胜复之变就有司天、在泉淫胜，邪气反胜，司天邪胜，六气相胜，六气之复，客主之胜复为病等多种情况。

（4）胜复之用

1）推断病情发展：胜复规律推断疾病的预后和发展。《素问·脏气法时论》说："夫邪气之客于身也，以胜相加，至其所生而愈，至其所不胜而甚，至于所生而持，自得其位而起。"

2）指导疾病的治疗：以胜复规律指导治疗。《素问·至真要大论》云："夫气之胜也，微者随之，甚者制之，气之复也，和者平之，暴者夺之。皆随胜气，安其屈状，无问其数，以平为期。"

3）预防疾病的发生：根据胜复规律做出预防。《素问·六元正纪大论》云："先立其年，以明其气。"

61. 何谓郁发之气

五运之气被胜气抑制后，郁而过极而发之气，称"郁发之气"。五郁：指木郁、火郁、土郁、金郁、水郁。

岁运太过，其所胜之气郁发，如岁金太过则制木，木气郁极而发，称为"木郁发之"。《素问·六元正纪大论》云："木郁之发，太虚埃昏，云物以扰，大风乃至，屋发折木，木有变。故民病胃脘当心而痛，上支两胁，膈咽不通，食饮不下，甚则耳鸣眩转，目不识人，善暴僵仆。太虚苍埃，天山一色，或气浊色，黄黑郁若，横云不起雨，而乃发也，其气无常。长川草偃，柔叶呈阴，松吟高山，虎啸岩岫，怫之先兆也……谨候其时，病可与期，失时反岁，五气不行，生化收藏，政无恒也。帝曰：水发而雹雪，土发而飘骤，木发而毁折，金发而清明，火发而曛昧，何气使然？岐伯曰：气有多少，发有微甚，微者当其气，甚者兼其下，征其下气而见可知也。"

郁发规律：

（1）郁极而发。

（2）发作时间：常与当年六气六步有关，如土郁之发常在四之气。

（3）郁发而微甚：运太过者暴，不及者徐，暴者为病重，徐者为病持。

治则：木郁达之，火郁发之，土郁夺之，金郁泄之，水郁折之。《素问·六元正纪大论》云："帝曰：善。郁之甚者，治之奈何？岐伯曰：木郁达之，火郁发之，土郁夺之，金郁泄之，水郁折之。然调其气，过者折之，以其畏也，所谓泻之。"

62. 何谓先天之气、后天之气

《素问·六元正纪大论》云："凡此太阳司天之政，气化运行先天……凡此阳明司天之政，气化运行后天。"

先天指太过，后天指不及。《素问·六元正纪大论》云："故太过者化先天，不及者化后天。"

《素问·气交变大论》亦云："太过者先天，不及者后天。""先天"在此作"太过"或"早至"解，指气候"先天而至"，即"未至而至"，气候比季节来得早。"后天"指天时推后而至，亦即应至而不至，气候比季节来得晚。

63. 何谓正化、对化

正化出自《素问·六元正纪大论》，对化则是王冰的发挥。

《素问·六元正纪大论》云："帝曰：愿夫子推而次之，从其类序，分其部主，别其宗司，昭其气数，明其正化，可得闻乎？"

正化是指六气本气的一方，与其相对的一方为对化。《玄珠密语》云"正化者，即天令正化，其令正，无邪化天，气实故也"，"对化者，即对位冲化也，对化即天令虚，易其正，数乃从成也"。

正化、对化关系：一与十二支所在位置有关，二与所主时令有关。

如巳亥厥阴风木：厥阴属木，木生于亥，正化于亥，对化于巳；子午少阴君火：少阴为君火，当正南离位，故正化于午，对化于子；丑未太阴湿土：太阴属土居中，旺于西南未宫，故正化于未，对化于丑；寅申少阳相火：少阳属相火，位卑于君，火生于寅，故正化于寅，对化于申；卯酉阳明燥金：阳明属金，酉为西方金位，故正化于酉，对化于卯；辰戌太阳寒水：太阳为水，辰戌属土，然水行土中而戌居西北，西北水源之地，故正化于戌，对化于辰。

64. 何谓正化日、邪化日

《素问·六元正纪大论》云："甲子、甲午岁，上少阴火，中太宫土运，下阳明金。热化二，雨化五，燥化四，所谓正化日也……乙丑、乙未岁，上太阴土，中少商金运，下太阳水。热化寒化胜复同，所谓邪气化日也。"

正化日：指气化为正，无胜复之化。

邪化日：中运不及有胜复之化，感邪则有反常的气令变化，气化不正。

65. 何谓当位、非位

《素问·六微旨大论》云："非其位则邪，当其位则正，邪则变甚，正则微。帝曰：何谓当位？岐伯曰：木运临卯，火运临午，土运临四季，金运临酉，水运临子，所谓岁会，气之平也。帝曰：非位何如？岐伯曰：岁不与会也。帝曰：土运之岁，上见太阴；火运之岁，上见少阳、少阴；金运之岁，上见阳明；木运之岁，上见厥阴；水运之岁，上见太阳，奈何？岐伯曰：天之与会也。故《天元册》曰天符。"

当位：即岁会，是指中运与岁支的五行属性相同，如木运临卯，火运临午，土运临四季，金运临酉，水运临子。六十甲子年中共有八年：丁卯、戊午、甲辰、甲戌、己丑、己未、乙酉、丙子。

非位：岁不与会，天与之会也，曰天符，指中运与司天之气五行属性相同。如土运之岁，上见太阴；火运之岁，上见少阳、少阴；金运之岁，上见阳明；木运之岁，上见厥阴；水运之岁，上见太阳。六十年中有十二年属天符年：戊子、戊午、戊寅、戊申、丙辰、丙戌，为中运太过与司天之气同化；丁巳、丁亥、乙卯、乙酉、己丑、己未，为中运不及与司天之气同化。

66. 何谓迁正、退位、升降不前

迁正：指上一年的司天左间在今年迁移为司天三之气，上一年的在泉左间在今年迁为在泉行令。

不迁正：指未按值轮转为司天或在泉的情况。如应值司天之气不及，不能按时主值。《素问遗篇·刺法论》云："司天未得迁正，使司化之失其常政。""太阳复布，即厥阴不迁正……厥阴复布，少阴不迁正……少阴复布，太阴不迁正……太阴复布，少阳不迁正……少阳复布，则阳明不迁正……阳明复布，太阳不迁正"。

退位：指司天和在泉之气的退移。正常情况下，上一年的司天退居今年司天之右间，上一年在泉退居今年在泉之右间。

不退位：为上一年的司天之气太过，应让位而仍居原位。这种情况下，左右间气也应升不升，应降不降，使整个客气运行的规律失常。

升：指客气的在泉之气的右间至下一年升为司天的左间，间气随之上升。

降：指客气的司天之气的右间至下一年降为在泉之气的左间，间气随之而降。如果上一年的司天或在泉不退位，仍表现上一年六气的气象特征，则下一年的司天或在泉不能迁正，影响左右间气的升降，即不迁正不退位，称为不能升降。

升降不前：升与降指客气六步的上升和下降。升降不前则是左右四间气当升不升，应降不降。其产生机制也是由于岁运的太过不及，"未至而至"和"至而不至"所致。

67. 六气大司天是什么

《黄帝内经》运气理论研究了60年甲子周期规律，后人将其扩大，形成了六气大司天理论，它把运气理论中逐岁变化的司天之气扩大为60年为一变的大司天。

所谓六气大司天，即将《黄帝内经》60年甲子周期扩大至整个宇宙时空以研究五运六气，借助天干地支符号作为推演工具，以天干纪年确定某一时间段的司天之气和在泉之气，以探讨该时间段的运气规律。陆懋修以60年为一气，一气为一元，分上中下三元，自黄帝八年起第一甲子下元，至今已历经七十九甲子。1984～2043年，处于第七十九甲子下元，为厥阴风木司天，少阳相火在泉。

对"元"的记载在司马迁《史记·天官书》，在论及金星运行状况时有"其纪上元"之说。西汉刘歆在《三统历》中提出"三统两千三百六十三万九千四十，而复于太极上元"。北宋哲学家邵雍作《皇极经世》以"元会经世"理论以研究整个人类历史。受邵氏影响，明代汪机、王肯堂、张介宾等人将其观点引入运气理论，至清代王丙、陆懋修逐步发展形成了六气大司天理论。

邵雍曰："元之元一，元之会十二，元之运三百六十，元之世四千三百二十。会之元十二，会之会一百四十四，会之运四千三百二十，会之世五万一千八百四十。运之元三百六十，运之会四千三百二十，运之运一十二万九千六百，运之世一百五十五万五千二百。世之元四千三百二十，世之会五万一千八百四十，世之运一百五十五万五千二百，世之世一千八百六十六万二千四百。"（《皇极经世·观物篇之六十》）。邵雍的思想，对后世哲学家、思想家、医学家都产生了影响。

明代医家韩懋、汪机首次在运气理论提到了元会运世。《运气易览·论五天五运之气》云："一说自开辟来，五气秉承元会运世，自有气数，天地万物所不能逃，近世当是土运，是以人无疾而亦痰，此与胜国时多热不同……读医书五运六气，南北二政，岂独止于一年一时，而烦忘世运会元之统耶？"

王肯堂做"元会运世论"和"三元运气论"，全面将邵雍理论引入运气学说，并做"洛书三元九宫图"，以易理阐述运气之理。指出了天地阴阳之运气，《黄帝内经》之所载或有未备，并以元会运世理论分析了金元四家之说之不同是因为同会而不同运所形成的，并提出研究运气学说，要"先立其元，而后明其气"的新观点。

张介宾也非常重视元会运世理论。他在《类经图翼》以邵雍《皇极经世》为依据，附"元会经世总数"。并指出："如一岁之统十二月，一月之统三十日，一日之统十二时，一时之统三十分；故一元之统十二会，一会之统三十运，一运之统十二世，一世之统三十年，而天地气运之道，盖乎此矣。惟是数之为学，圆通万变，大则弥纶宇宙，小则纤悉秋毫。"

明末清初医家费启泰（1590—1677）阐发、扩大了大运、小运的概念。《救偏琐言》云："天以阴阳而运六气。运有大小，小则逐岁而更，大则六十年而易。"以60年为运的基本单位，去探讨更为广泛的运气规律是为大运。其在《救偏琐言·治痘须知大运论》中说："尝稽东垣一以保脾为主，河间一以滋阴为重，子和一以涤荡为先，皆能表表于世，总得挈领提纲，故得一本万殊之妙。不则当年岂无岁气而各取其一耶？至于痘症，有独取于辛热，有得意于寒凉，有扼要于保元，是亦治痘之明手，何不见有逐年之分别耶？要知大运之使然，非三氏之偏颇也。"费氏认为："民病之应乎运气，在大不在小……病而于大小俱和，无论矣。有于大运则合，岁气相违者，自从其大而略变其间也，此常理也。间有于小则合，于大则违，更有于大运岁气俱违者，偶尔之变，亦当因其变而变应之。"

清代名医王丙（1733—1803年）则在《黄帝内经》基础上，发展了运气大司天理论。《伤寒论附余》云："愚常思之，《内经》云：天以六为节，地以五为制，五六相合而七百二十气凡三十岁而为一纪，千四百四十气凡六十岁而为一周，不及太过斯可见矣。今宗斯训，扩而大之，以三百六十年为一大运，六十年为一大气，五运六气迭乘，满三千六百年为一大周。"

王丙的曾外甥陆懋修（1815—1887 年）继承了六气大司天之学并予以发扬。陆氏作大司天三元甲子考，排列了自黄帝八年到清同治三年的干支纪年序列，按照六气之序（厥阴、少阴、太阴、少阳、阳明、太阳），分别标记了各个甲子的司天、在泉之气，并以此为依据，分析了历代医家的临床用药特点，明辨了医家流派的形成与六气大司天的关系。指出："由是而知仲景之用青龙、白虎汤也，以其所值为风火也；守真辟朱肱用温之误，申明仲景用寒之治，为三已效方，三一承气也，以其所值为燥火也；东垣以脾胃立论，专事升阳者，以其所值为寒湿也；丹溪以知柏治肾，专事补阴者，以其所值又为燥火也。明乎此，而知古圣昔贤著书立说，都是补偏救弊之人。"因此，他强调"欲明前人治法之非偏，必先明六气司天之为病。"至此，六气大司天理论研究达到了高潮。

68. 五运六气如何展现天地运行规律

五运六气理论认为，天地之气是运动的，其运动是有规律的。天地的运行规律是五运六气理论形成的根本和渊源，运气理论的内涵即是对天地之气运行规律的阐释。

（1）天地之气的运动规律　五运六气运动是有规律的，五运分大运和小运，大运是岁运，以木火土金水之序，5 年一个循环，以太过、不及 10 年为一个周期；小运指一年中的五运，有主、客之分。大运、小运理论由金元医家刘完素提出。元代医家薛时平在《注释素问玄机原病式》一书中指出："五运有大小，六气有主客，大运统治一年，小运各治七十三日，主气有定位之常，客气有加临之变。为民病者小运主气，断然可凭，不中亦不远，其人受客气，经虽有言，难于准用，守真所以独取小运主气，而不及大运客气者，诚有见严此也。"

六气在一年之中分六步，循环往复。天气左行，地气右行，环周而不息。《素问·天元纪大论》云："所以欲知天地之阴阳者，应天之气，动而不息，故五岁而右迁；应地之气，静而守位，故六期而环会，动静相召，上下相临，阴阳相错，而变由生也……周天气者，六期为一备；终地纪者，五岁为一周。"

《素问·五运行大论》云："上者右行，下者左行，左右周天，余而复会也。帝曰：余闻鬼臾区曰，应地者静。今夫子乃言下者左行，不知其所谓也，愿闻何以生之乎？岐伯曰：天地动静，五行迁复，虽鬼臾区其上候而已，犹不能遍明。夫变化之用，天垂象，地成形，七曜纬虚，五行丽地。地者，所以载生成之形类也；虚者，所以列应天之精气也。形精之动，犹根本之与枝叶也，仰观其象，虽远可知也。"

《素问·六微旨大论》云："帝曰：六气应五行之变何如？岐伯曰：位有终始，气有初中，上下不同，求之亦异也。帝曰：求之奈何？岐伯曰：天气始于甲，地气治于子，子甲相合，命曰岁立，谨候其时，气可与期。"

（2）天地之气的水平运动规律

1）天气的运动规律：天气是指六气运动所产生的自然界风、热、火、湿、燥、寒六种气化，也称六元，为本气，以三阴三阳标识；六元有表里之气，称为中气。本气、中气随六气运行在不同的时期表现出不同的气化特征。

本气的运行规律在一年之中分为六步：初之气为厥阴风木，二之气为少阴君火，三之气为太阴湿土，四之气为少阳相火，五之气为阳明燥金，终之气为太阳寒水，各主 60.875 天，以成一岁。本气的运行规律遵循了三阴三阳的次序，先阴后阳，从少至多。六步本气称为客气，随年运的不同而岁岁不同。《素问·六微旨大论》云："帝曰：愿闻天道六六之节盛衰何也？岐伯曰：上下有位，左右有纪。故少阳之右，阳明治之；阳明之右，太阳治之；太阳之右，厥阴治之；厥阴之右，少阴治之；少阴之右，太阴治之；太阴之右，少阳治之。此所谓气之标，盖南面而待也。故曰，因天之序，盛衰之时，移光定位，正立而待之。此之谓也。"又云："少阳之上，火气治之，中见厥阴；阳明之上，燥气治之，中见太阴；太阳之上，寒气治之，中见少阴；厥阴之上，风气治之，中见少阳；少阴之上，热气治之，中见太阳；太阴之上，湿气治之，中见阳明。所谓本也，本之下，中之见也，见之下，气之标也，本标不同，气应异象。"

2）地气运动规律：地气的运行随六气而应，一年之中也分为六步：初之气为厥阴风木，二之气为少阴君火，三之气为少阳相火，四之气为太阴湿土，五之气为阳明燥金，终之气为太阳寒水，各主 60.875 天，以成一岁。遵循五行相生规律，按木火土金水相生之序运行，称为主气。地气静而守位，岁岁不变，周而往复，体现了正常的气令特征。

天地（客、主）之气互相作用，形成六气，体现自然界气象多变的特点。如《素问·六微旨大论》云："愿闻地理之应六节气位何如？岐伯曰：显明之右，君火之位也；君火之右，退行一步，相火治之；复行一步，土气治之；复行一步，金气治之；复行一步，水气治之；复行一步，木气治之；复行一步，君火治之。相火之下，水气承之；水位之下，土气承之；土位之下，风气承之；风位之下，金气承之；金位之下，火气承之；君火之下，阴精承之。帝曰：何也？岐伯曰：亢则害，承乃制，制则生化，外列盛衰，害则败乱，生化大病。"

3）岁运的运动规律：岁的运动为岁运，也称中运、大运，体现了地球绕太阳公转的规律。地球绕太阳运行一圈，为一岁。以木、火、土、金、水五运表示，用角、徵、宫、商、羽五音说明，根据岁阴阳属性不同，分为太过不及，按五行每 5 年运行一周，按太过、不及天干十年一个周期，六十年甲子为一个循环。

4）主运规律：一岁之中，地球绕太阳公转，在不同的季节的运行轨迹，表现出不同的气令特征，以木火土金水表示，称为主运。以角、徵、宫、商、羽五音为标识，因此，五季的不同气令特征以五行指代，五季的各种变化，与五行相属，五季对人体脏腑的影响以五行相联，就形成了中医学的特殊理论体系——五运理论体系。

主运五步是固定不移的，体现五季的气令特征。按天干阴阳而定太少，太少有相生规律。《类经图翼》云："盖太者属阳，少者属阴，阴以生阳，阳以生阴，一动一静，乃成易道。故甲以阳土，生乙之少商；乙以阴金生丙之太羽；丙以阳水，生丁之少角；丁以阴木，生戊之太徵；戊以阳火，生己之少宫；己以阴土，生庚之少商；庚以阳金，生辛之少羽；辛以阴水，生壬之太角；壬以阳木，生癸之少徵；癸以阴火，复生甲之太宫。"

5）客运规律：由于岁运的运动，其运动轨迹年年不同，五季中的气令特点各异。古人发现，五季的气令特点也有规律，其规律与年干相关。每年年干的五行属性与初运的五行属性相同，据此，以每年年干五行属性定为初运，推求出全年的五运，定义为客运。体现了地球公转不同季节中的特殊气令规律。

可以说，五运更多地表现气候特征，六气更多地表现气象特征，气候与气象构成气令。古人将岁运称为大运，一年之中主运、客运为小运，那么大运是不同年份的气候特征，小运是每年之中不同季节的气候特征。而一年之中的十二个月，两个月构成一气，一气之中，分为初、中；六气体现了每个月的气象特征。

6）司天、在泉：古人发现，在天体运行过程中，上半年主要表现出三之气的气象特征，故以三之气名曰司天，下半年主要表现终之气的气象特点，以终之气为在泉。

五运体现了天地之气的共同运动，大运体现了全年总的气候特征，小运体现了五季的气候特征，司天体现了上半年的气令特征，在泉体现了下半年的气令特征，六气是天气、地气各自运动而表现出的不同节气的气象特征。

（3）天地之气升降运动规律

1）气交运动：天气下降，地气上升，交互运动，形成气交，表现自然界气令变化。《素问·天元纪大论》云："在天为气，在地成形，形气相感而化生万物矣。"《素问·至真要大论》云："主岁者纪岁，间气者纪步也。"《素问·五常政大论》："微者复微，甚则复甚，气之常也。"《素问·六微旨大论》云："气之升降，天地之更用也……升已而降，降者谓天；降已而升，升者谓地。天气下降，气流于地；地气上升，气腾于天……故高下相召，升降相因，而变作矣。"

2）岁运升降：岁之升降，按照五行相生之序，正常有序的运动分平气、太过与不及，表现至而至、至而不至的气候特点，岁运不能正常有序的运动，来年之气候特点不能表现出来，仍然表现往年的气候特点，来年气候特征不显则称为升之不前，往年气候特征仍在则为降之不下。《素问遗篇·刺法论》云："五运之至，有前后与升降往来。"又云："升降不前，气交有变，即成暴郁……升之不前，即有甚凶也。"

3）司天在泉升降：司天之气被中运所克制，而不能迁正，为升之不前。在泉之气被中运所克制，不能降之于地，为降之不下。

《素问遗篇·本病论》云："气交有变，是为天地机，但欲降而不得降者，地窒刑之。又有五运太过，而先天而至者，即交不前，但欲升而不得其升，中运抑之，但欲降而不得其降，中运抑之。于是有升之不前，降之不下者，有降之不下，升而至天者，有升降俱不前，作如此之分别，即气交之变，变之有异，常各各不同，灾有微甚者也。"

4）间气升降：升，指客气的在泉之气的右间至下一年升为司天的左间，间气随之上升。降，指客气的司天之气的右间至下一年降为在泉之气的左间，间气随之而降。如果上一年的司天或在泉不退位，仍表现上一年六气的气象特征，则下一年的司天或在泉不能迁正，影响左右间气的升降，即不迁正不退位，称为不能升降。

5）迁正、退位：司天主管上半年的气象特征，初之气如果表现不出司天的气象特点，仍然沿袭上年终之气的气象特征，为司天不迁正，主要以终之气客气的气象特征为表现。《素问遗篇·刺法论》云："司天未得迁正，使司化之失其常政。"《素问遗篇·本病论》云："正司中位，是谓迁正位，司天不得其迁正者，即前司天以过交司之日。即遇司天太过有余日也，即仍旧治天数，新司天未得迁正也。"

初之气应表现当年客气的气象特征，但迁正不前，仍表现为前一气的气象特征，称为不退位，原因是前一气的气过有余。《素问遗篇·刺法论》云："气过有余，复作布正，是名不退位也。使地气不得后化，新司天未可迁正，故复布化令如故也。"《素问遗篇·本病论》云："谓其上下升降，迁正退位，各有经论，上下各有不前，故名失守也。是故气交失易位，气交乃变，变易非常，即四时失序，万化不安，变民病也。"

6）刚柔：刚柔在《黄帝内经》中有多种含义，在五运六气理论天地升降运动中，刚柔为天地二干的升降活动。《素问遗篇·刺法论》云："刚柔二干，失守其位。"刚柔明确为干，刚为太过，柔为不及，阳干为刚，阴干为柔。刚柔失守的本质为天地之气的不和谐，容易化生异常的自然气候，化生大病。

7）当位、不当位：当位：木运临卯，火运临午，土运临四季，金运临酉，水运临子；不当位：岁不与会，为不当位。当位则气候平和，有邪亦微；不当位则气候乖戾，有邪则甚。《素问·六微旨大论》云："非其位则邪，当其位则正，邪则变甚，正则微。帝曰：何谓当位？岐伯曰：木运临卯，火运临午，土运临四季，金运临酉，水运临子。所谓岁会，气之平也。帝曰：非位何如？岐伯曰：岁不与会也。"

五运六气理论揭示了天地之气运动所产生的自然气候、气象规律及其对人体生命和发病规律的影响。正是天地之气运动而产生了自然界的气令现象，观察天地之气运动所产生的自然现象与人体生命及发病的相互联系，从而形成了中医学天人相应理论，五运六气就是对天人相应理论的具体表现。天地之气的水平运动和升降运动表现出六十年甲子规律、岁运规律、五运规律、六气规律、司天在泉规律、间气升降规律等。五运六气揭示的天地之气规律运动有常有变，常是天地之气运动所产生的自然界固有规律，变是不同年份、不同节气天地之气运动所产生的自然界特殊不同规律，天地之气运行对自然气候、气象和人体生命及发病产生的影响，正是《黄帝内经》运气理论的深刻内涵。揭示天地之气的运动规律，可以使我们更加深刻的认识五运六气理论，更好地指导临床实践。

69. 五运六气的起始时刻是何时

运气的起始时刻之争从古至今，对经文的理解、历代医家的经验认识和缺乏客观判定标准是引发交运、交气时刻争论的根本原因。

（1）五运起于立春之日 《素问·五运行大论》云："正五气之各主岁尔，首甲定运。"《重广补注黄帝内经素问·六节藏象论》王冰注云："候其年，则始于立春之日。"所以说立春之日是岁首之日，是五运起始之日。

（2）初中 《素问·六微旨大论》云："帝曰：何谓初中？岐伯曰：初凡三十度而有奇。中气同法。帝曰：初中何也？岐伯曰：所以分天地也。帝曰：愿卒闻之。岐伯曰：初者地气也，中者天气也。"

天地之气分为初中，上下不同，起始有异；初为地气，中为天气；一气之中，天地之气主导各半。

《重广补注黄帝内经素问·六微旨大论》云："帝曰：六气应五行之变何如？岐伯曰：位有终始，气有初中，上下不同，求之亦异也。帝曰：求之奈何？岐伯曰：天气始于甲，地气始于子，子甲相合，命曰岁立，谨候其时，气可与期。"王冰注曰："气与位互有差移，故气之初，天用事，气之中，地主之。地主则气流于地，天用则气腾于天，初与中皆分天步而率刻尔，初中各三十日余四十三刻四分刻之三也。"

王冰的认识与《黄帝内经》原文正相反，如何科学的认识，需要在实践中去进一步研究，作者主张《黄帝内经》所论观点。

东汉《易纬·河图数》云："五运皆起于月初，天气之先至，乾知大始也。六气皆起于月中，地气之后应，坤作成物也。"

《易纬·河图数》与《黄帝内经》也是同时代作品，对五运、六气的认识都需要在临床实际中去观察、研究。

（3）天之六气始于立春 《重广补注黄帝内经素问·六节藏象论》云："求其至也，皆归始春。"王冰注云："始春，谓立春之日也。春为四时之长，故候气皆归于立春前之日也。"立春，为春之始，天气之候，名气候，立春为天气之始。

《素问·六元正纪大论》云："夫六气者，行有次，止有位，故常以正月朔日平旦视之，睹其位而知其所在矣。"杨威教授指出：按照古代历法的解释，太阳历的年首在立春，颛顼历（阴阳合历）的年首正月朔日合于立春，即历元年以立春为年首，正月朔日在立春前后游动。基于颛顼历的历法解释，正月朔日说与立春说常被视为同一观点。

《素问·六节藏象论》云："立端于始，表正于中，推余于终，而天度毕矣。"王冰注曰："言立首气于初节之日，示斗建于月半之辰，退余闰于相望之后。是以闰之前，则气不及月，闰之后，则月不及气。故常月之制，建初立中；闰月之纪，无初无中。纵历有之，皆他节气也。"初节为立春日，以立春为天气之首，在没有闰月的年份，初中之气明显，有闰月的年份，初中之气不明。如果按照立春为六气之首，天之六气所主节气见表7。

表7 天气所主节气表

六步	六气	节气	时令
初之气	厥阴风木	立春、雨水、惊蛰、春分	农历正二月
二之气	少阴君火	清明、谷雨、立夏、小满	农历三四月
三之气	少阳相火	芒种、夏至、小暑、大暑	农历五六月
四之气	太阴湿土	立秋、处暑、白露、秋分	农历七八月
五之气	阳明燥金	寒露、霜降、立冬、小雪	农历九十月
终之气	太阳寒水	大雪、冬至、小寒、大寒	农历十一十二月

（4）地之六气始于立春始于大寒的原因 《素问·六微旨大论》云："帝曰：善。愿闻地理之应六节气位何如？岐伯曰：显明之右，君火之位也；君火之右，退行一步，相火治之；复行一步，土气治之；复行一步，金气治之；复行一步，水气治之；复行一步，木气治之；复行一步，君火治之。相火之下，水气承之；水位之下，土气承之；土位之下，风气承之；风位之下，金气承之；金位之下，火气承之；君火之下，阴精承之。"王冰注显明为春分，王冰《重广补注黄帝内经素问·六微旨大论》云："日出谓之显明，则卯地气分春也。自春分后六十日有奇，斗建卯正至于巳正，君火之位也。"张介宾注："显明者，日出之所，卯正之中，天地平分之处也。"就是指太阳所出的正东方卯位。从春分上推，木气所始，起于大寒。地气始于大寒的根源在于王冰对"显明"的解释。

那么，如果将显明释为见于清明呢？显，见也。《尔雅·释古》："显，见也，光也。"明，清明。如果将显明之右释为见于清明之右呢，那么木气所始，起于春。如此，则天地之气起源一致，从经文原旨，应该同起于立春。

（5）司天、在泉 《素问·六元正纪大论》云："岁半以前，天气主之。""岁半之后，地气主之"。王冰注："岁半，谓立秋之日也。"以立秋日推算，岁首始于立春。天气所主为司天之气，地气所主为在泉之气，以立秋日定岁半，符合一年阴阳消长规律，这提示我们司天、在泉不是各管半年，而是司天在泉的消长规律，即司天在泉各统全年，上半年司天占主导地位，下半年在泉占主导地位，体现了天地之气的阴阳消长、交互规律。地气在立秋之日开始占主导地位。

（6）候气之法 《素问·六元正纪大论》云："帝曰：善。夫子言可谓悉矣，然何以明其应乎？岐伯曰：昭乎哉问也！夫六气者，行有次，止有位，故常以正月朔日平旦视之，睹其位而知其所在矣。运有余，其至先，运不及，其至后，此天之道，气之常也。运非有余非不足，是谓正岁，其至当其时也。帝曰：胜复之气，其常在也，灾眚时至，候也奈何？岐伯曰：非气化者，是谓灾也。"太过之年，气先至；不及之年，气后至；地气随天气而变；胜复之气随气化，灾眚不随气化。

《后汉书》云："候气之法，为室三重，户闭，涂衅必周，密布缇缦。室中以木为案，每律各一，内庳外高，从其方位，加律其上，以葭莩灰抑其内端，案历而候之。气至者灰动。其为气所动者其灰散，人及风所动者其灰聚。"

王冰注《六节藏象论》云："《律书》曰：'黄钟之律，管长九寸，冬至之日，气应灰飞。'"

灰飞候气法在后世无人实践。张介宾对此持否定态度。《类经附翼》云："候气之说，古之所无，埋管飞灰以候十二月之气，不经之谈也。"

《重广补注黄帝内经素问·六微旨大论》云："其有至而至，有至而不至，有至而太过，何也？"王冰注曰："皆谓天之六气也。初之气，起于立春前十五日，余二、三、四、五、终气次至，而分治六十日余八十七刻半。"《重广补注黄帝内经素问·六节藏象论》云："未至而至，此谓太过，则薄所不胜，而乘所胜，命曰气淫……至而不至，此谓不及，则所胜妄行，而所生受病，所不胜薄之也，名曰气迫。所谓求其至者，气至之时也。"王冰注："凡气之至，皆谓立春前十五日，乃候之初也。"

此二处，王冰明确将运气起始定于大寒，给后世带来了混乱。王冰之所以这样定运气的起始时间，是源于对《素问·六微旨大论》"显明"的解释。而汉张仲景也将运气归始于大寒，桂林古本《伤寒杂病论·六气主客》云："初气始于大寒，二气始于春分，三气始于小满，四气始于大暑，五气始于秋分，终气始于小雪，仍终于大寒。"后世尊六气始于大寒说成为主流，形成了以讹传讹的局面。当代有人将北京市60年气象资料按节气统计均值，在计算24节气日平均气温、日平均水汽压、日平均风速和日总降水量平均值的基础上，分别就"初运始于立春（始于立春）"和"初运始于大寒（始于大寒）"两种运气模式进行对比分析，结论北京市60年气象资料印证了"初运始于立春"与北京地区的气候实际相吻合，说明王冰提出的每年运气始于大寒节气纯属谬误。

《金匮要略》云："有未至而至，有至而不至，有至而不去，有至而太过，何谓也？师曰：冬至之后，甲子夜半少阳起，少阳之时阳始生，天得温和。以未得甲子，天因温和，此为未至而至也；以得甲子，而天未温和，此为至而不至也；以得甲子，而天大寒不解，此为至而不去也；以得甲子，而天温和如盛夏五六月时，此为至而太过也。"仲景以冬至之后起少阳。

《重广补注黄帝内经素问·六节藏象论》云："谨候其时，气可与期。"王冰注曰："候其年，则始于立春之日；候其气，则始于四气定期；候其日，则随于候日，故曰谨候其时，气可与期也。"

《素问·六微旨大论》云："至而至者和；至而不至，来气不及也；未至而至，来气有余也。"王冰注曰："先时后至，后时先至，各差三十日而应也。"

（7）起始时刻 《素问·六微旨大论》云："愿闻其岁，六气始终，早晏何如？岐伯曰：明乎哉问也！甲子之岁，初之气，天数始于水下一刻，终于八十七刻半；二之气，始于八十七刻六分，终于七十五刻；三之气，始于七十六刻，终于六十二刻半；四之气，始于六十二刻六分，终于五十刻；五之气，始于五十一刻，终于三十七刻半；六之气，始于三十七刻六分，终于二十五刻。所谓初六，天之数也。乙丑岁，初之气，天数始于二十六刻，终于一十二刻半；二之气，始于一十二刻六分，终于水下百刻；三之气，始于一刻，终于八十七刻半；四之气，始于八十七刻六分，终于七十五刻；五之气，始于七十六刻，终于六十二刻半；六之气，始于六十二刻六分，终于五十刻。所谓六二，天之数也。丙寅岁，初之气，天数始于五十一刻，终于三十七刻半；二之气，始于三十七刻六分，终于二十五刻；三之气，始于二十六刻，终于一十二刻半；四之气，始于一十二刻六分，终于水下百刻；五之气，始于一刻，终于八十七刻半；六之气，始于八十七刻六分，终于七十五刻。所谓六三，天之数也。丁卯岁，初之气，天数始于七十六刻，终于六十二刻半；二之气，始于六十二刻六分，终于五十刻；三之气，始于五十一刻，终于三十七刻半；四之气，始于三十七刻六分，终于二十五刻；五之气，始于二十六刻，终于一十二刻半；六之气，始于一十二刻六分，终于水下百刻。所谓六四，天之数也。次戊辰岁，初之气，复始于一刻，常如是无已，周而复始。"（表8）

这是天之六气的起始时刻，论中交代亦很清楚，如"甲子之岁，初之气天数始于水下一刻"，天数即天气之数，从立春日计。后世很多医家从大寒日计，混淆了天地之气数，而《黄帝内经》所论述的六气主客是以天气为主导的。

表8　天气六步交司时刻表

年支	初之气	二之气	三之气	四之气	五之气	终之气
	立春日	清明日	芒种日	立秋日	寒露日	大雪日
子、辰、申	始初刻 终八十七 刻半	始八十七 刻六分 终七十五 刻	始七十六 刻 终六十二 刻半	始六十二 刻六分 终五十刻	始五十一 刻 终三十七 刻半	始三十七 刻六分 终二十五 刻
丑、巳、酉	始二十六 刻 终十二刻 半	始十二刻 六分 终百刻	始初刻终 八十七 刻半	始八十七 刻六分 终七十五 刻	始七十六 刻 终六十二 刻半	始六十二 刻六分 终五十刻
寅、午、戌	始五十一 刻 终三十七 刻半	始三十七 刻六分 终二十五 刻	始二十六 刻 终十二刻 半	始十二刻 六分 终百刻	始初刻终 八十七 刻半	始八十七 刻六分 终七十五 刻
卯、未、亥	始七十六 刻 终六十二 刻半	始六十二 刻六分 终五十刻	始五十一 刻 终三十七 刻半	始三十七 刻六分 终二十五 刻	始二十六 刻 终十二刻 半	始十二刻 六分 终百刻

《素问·六微旨大论》云："帝曰：愿闻其岁候何如？岐伯曰：悉乎哉问也！日行一周，天气始于一刻，日行再周，天气始于二十六刻，日行三周，天气始于五十一刻，日行四周，天气始于七十六刻，日行五周，天气复始于一刻，所谓一纪也。是故寅午戌岁气会同，卯未亥岁气会同，辰申子岁气会同，巳酉丑岁气会同，终而复始。"（表9）。

表9　五运起运时刻表

日行一周	日行二周	日行三周	日行四周
初刻	二十六刻	五十一刻	七十六刻
子、辰、申	丑、巳、酉	寅、午、戌	卯、未、亥

由表8、表9所见，五运、六气起始时刻是相同的。

（8）五运六气起始时刻之争 五运六气的交运时刻自古就有争论，关于交运时刻的学说主要有三种：起于立春说（含正月朔日）、起于大寒说、起于冬至说。

汉代张仲景主张大寒起始，大寒说、立春说之乱源自于王冰次注，宋代基本以大寒说为主。以正月朔日为正岁的起始时刻，可与立春同为一说，是《黄帝内经》原文给出的标准答案，虽未被王冰重视，但为尊经的后世医家所推崇。冬至起始说见于《难经·七难》，汪机从杨子建交六气之日说，认为六气交于冬至日。

七篇大论本义，五运六气的交运时刻起于立春，后世医家多从大寒。在21世纪初年的临床实践中，我们发现患者的临床症状、舌象、脉象等多有符合大寒起始之象，太过之年有些患者还会提前，是否与地域相关，目前尚缺乏大规模的循证医学临床研究证实。因此，在临床实践中，应以患者临床表现为依据，参考大寒、立春之候，灵活应用，并积累资料，共同求证。古今大寒、立春交运时刻之争，除了《黄帝内经》没有明确答案是形成争论不休的原因之外，缺乏客观的标准以及王冰的注解、后世医家的临床体验、不同地域的影响等也许是形成争议的关键。作者认为，五运六气起始时刻之争可能与不同地域的经纬度有关，应该在经典的基础上，结合实际，以科学的方法验证，提供更多的科学依据，校偏纠正。

70. 五运六气有何候法

五运六气有象可候，《黄帝内经》给出了诸多候运气方法。

（1）首甲定运　以主岁首甲定运，首立其年，再候六气。《素问·五运行大论》云："夫子之所言，正五气之各主岁尔，首甲定运，余因论之。"又云："先立其年，以知其气，左右应见，然后乃可以言死生之逆顺。"

（2）观象测运　运气之交可以通过仰观天象，俯察物候以测知，日月五星可为参照物。《素问·五运行大论》云："天垂象，地成形，七曜纬虚，五行丽地。地者，所以载生成之形类也；虚者，所以列应天之精气也。形精之动，犹根本之与枝叶也。仰观其象，虽远可知也。"

1）以天门地户为参照：以二十八宿、天地门户观测五天之气，是上古留给后人的方法。丹天之气，经于牛女戊分；黅天之气，经于心尾己分；苍天之气，经于危室柳鬼；素天之气，经于亢氏昴毕；玄天之气，经于张翼娄胃。观天地门户的开启，可以知气交。

《素问·五运行大论》云："帝曰：愿闻其所始也。岐伯曰：昭乎哉问也！臣览《太始天元册》文，丹天之气，经于牛女戊分；黅天之气，经于心尾己分；苍天之气，经于危室柳鬼；素天之气，经于亢氏昴毕；玄天之气，经于张翼娄胃。所谓戊己分者，奎壁角轸则天地之门户也。夫候之所始，道之所生，不可不通也。"

2）上应五星，应常不应卒：运气的交接和变化可以通过五星运动来观测，正常的气交非常准确，但运气在运动过程中的突然变化，往往反映不出来。

五星运动所对应的自然规律各有其不同的气化特征。岁运太过和不及而引起的各种变化，与天上的五星相应，如果自然界的各种特性、作用、职权、表现、灾害、变动等，不按常规表现，出现突然变化，那么天上的五星是否也会随之而变呢？《素问·气交变大论》云："帝曰：夫子之言岁候，其不及太过，而上应五星。今夫德化政令，灾眚变易，非常而有也，卒然而动，其亦为之变乎？岐伯曰：承天而行之，故无妄动，无不应也。卒然而动者，气之交变也，其不应焉。故曰：应常不应卒。此之谓也。帝曰：其应奈何？岐伯曰：各从其气化也。"五星是随着天体而运行的，所以不会随意变动，正常的气令变化都与五星相应；自然界气令出现的突然变化，是天地气交发生的特殊现象，故不与五星相应。

3）观五星逆顺迟速：观察五大行星的逆顺迟速运动可以预知灾害的发生，测知四时之气之太过不及，预知疾病的发生。

五星的运行有徐缓、迅速、逆行、顺行的不同。五星在运行过程中，有省下、省遗过、议灾、议德的不同。肉眼观测到五星的大小与运行轨道距离有关，在观察天象时，若星高而远，看起来就小；星低而近，看起来就大。当岁运之气太过的时候，运星就越出轨道偏向北方；若岁运之气和平，那么五星就运行在各自的轨道上。如何认识五星在灾害方面的应验呢？岁运不同，时气更迭，五星的运行不同，气令表现不同。通过观察星宿可知太过、不及，预测灾害严重程度；若太过受到抑制，不及得到资助，灾害就轻微。

《素问·气交变大论》云："帝曰：其行之徐疾逆顺何如？岐伯曰：以道留久，逆守而小，是谓省下；以道而去，去而速来，曲而过之，是谓省遗过也；久留而环，或离或附，是谓议灾与其德也。应近则小，应远则大。芒而大倍常之一，其化甚；大常之二，其眚即发也。小常之一，其化减；小常之二，是谓临视，省下之过与其德也。德者福之，过者伐之。是以象之见也，高而远则小，下而近则大，故大则喜怒迩，小则祸福远。岁运太过，则运星北越，运气相得，则各行以道。故岁运太过，畏星失色而兼其母，不及，则色兼其所不胜。肖者瞿瞿，莫知其妙，闵闵之当，孰者为良，妄行无征，示畏侯王。帝曰：其灾应何如？岐伯曰：亦各从其化也，故时至有盛衰，凌犯有逆顺，留守有多少，形见有善恶，宿属有胜负，征应有吉凶矣。帝曰：其善恶何谓也？岐伯曰：有喜有怒，有忧有丧，有泽有燥，此象之常也，必谨察之。帝曰：六者高下异乎？岐伯曰：象见高下，其应一也，故人亦应之。帝曰：善。其德化政令之动静损益皆何如？岐伯曰：夫德化政令灾变，不能相加也，胜复盛衰，不能相多也，往来小大，不能相过也，用之升降，不能相无也。各从其动而复之耳。帝曰：其病生何如？岐伯曰：德化者气之祥，政令者气之章，变易者复之纪，灾眚者伤之始。气相胜者和，不相胜者病，重感于邪则甚也。"

《素问·六元正纪大论》云:"帝曰:四时之气,至有早晏、高下、左右,其候何如?岐伯曰:行有逆顺,至有迟速,故太过者化先天,不及者化后天。"

4)寒暑彰其兆:四时之气,春气西行,夏气北行,秋气东行,冬气南行;天地动静,阴阳交替,可以通过寒暑的变化来测知。《素问·气交变大论》云:"黄帝问曰:五运更治,上应天期,阴阳往复,寒暑迎随,真邪相薄,内外分离,六经波荡,五气倾移,太过不及,专胜兼并。"

春气生于东方,由东向西运行;夏气生于南方,由南向北运行;秋气生于西方,由西向东运行;冬气生于北方,由北向南运行。春气发生,自下而上升;秋气收敛,自上而下降;夏季为火,从里而布散于外;冬季严寒,从表而入藏于里。从地气的发生规律来看,春气生于左方,秋气生于右方,冬气生于北方,夏气生于南方,这就是四时气候的正常变化。高山之顶,气候寒冷、冬气常在;低洼之地,气候温暖、春气常存。

《素问·六元正纪大论》云:"帝曰:愿闻其行何谓也?岐伯曰:春气西行,夏气北行,秋气东行,冬气南行。故春气始于下,秋气始于上,夏气始于中,冬气始于标。春气始于左,秋气始于右,冬气始于后,夏气始于前。此四时正化之常。故至高之地,冬气常在,至下之地,春气常在,必谨察之。"

《素问·气交变大论》云:"夫五运之政……化者应之,变者复之,此生长化成收藏之理,气之常也,失常则天地四塞矣。故曰:天地之动静,神明为之纪,阴阳之往复,寒暑彰其兆。此之谓也。"

(3)太过不及上应五星 岁运太过与不及可以通过五星的迎随来观测。《素问·天元纪大论》云:"形有盛衰,谓五行之治,各有太过不及也。故其始也,有余而往,不足随之,不足而往,有余从之,知迎知随,气可与期。"

岁木太过,风气流行,脾土受邪,上应岁星,如果化气不政,云物飞动,草木不宁,上应太白星;岁火太过,炎暑流行,肺金受邪,上应荧惑星,如果收气不行，长气独明，雨水霜寒，上应辰星；岁土太过，雨湿流行，肾水受邪，上应镇星，如果变生得位，藏气伏，化气独治，出现泉涌河衍，涸泽生鱼，风雨大至，土崩溃，鳞见于陆，上应岁星；岁金太过，燥气流行，肝木受邪，上应太白星，如果收气峻，生气下，草木敛，苍干凋陨，上应太白星；岁水太过，寒气流行，邪害心火，上应辰星，如果大雨至，埃雾朦郁，上应镇星。可见太过之年的气交变化皆与五星相应，不及之岁亦同理。

（4）岁立候气　六气有初中，候六气之法，当先立岁运。《素问·六微旨大论》云："帝曰：六气应五行之变何如？岐伯曰：位有终始，气有初中，上下不同，求之亦异也。帝曰：求之奈何？岐伯曰：天气始于甲，地气治于子，子甲相合，命曰岁立，谨候其时，气可与期。"

《素问·五运行大论》："先立其年，以知其气，左右应见，然后乃可以言死生之逆顺。"《素问·六元正纪大论》云："先立其年，以明其气，金木水火土运行之数，寒暑燥湿风火临御之化，则天道可见，民气可调，阴阳卷舒，近而无惑。"

（5）至与不至　六气可以通过观测应与不应，至或不至。《黄帝内经》对于六气之至与不至都做了详细的阐述。运太过时，气候就提前到来；运不及时，气候就延迟到来，这是气候变化的一般规律。五运既非太过又非不及，气候就会准时到来，否则就会产生灾害。岁运太过之年，气候一般与季节相应。岁运不及之年，气候与季节不相应，而出现己所不胜的气候与物候，如冬季降雨、春季清凉、秋季炎热、夏季寒冷之类，都出现五行相克也就是己所不胜的现象。岁运太过的气候在时令之前到来，岁运不及的气候在时令之后到来。

《素问·至真要大论》云："帝曰：幽明何如？岐伯曰：两阴交尽故曰幽，两阳合明故曰明。幽明之配，寒暑之异也。帝曰：分至何如？岐伯曰：气至之谓至，气分之谓分，至则气同，分则气异，所谓天地之正纪也。"

《素问·六微旨大论》云："帝曰：其有至而至，有至而不至，有至而太过，何也？岐伯曰：至而至者和；至而不至，来气不及也；未至而至，来气有余也。帝曰：至而不至，未至而至，如何？岐伯曰：应则顺，否则逆，逆则变生，变则病。帝曰：善。请言其应。岐伯曰：物，生其应也；气，脉其应也。"

《素问·六元正纪大论》云："帝曰：气至而先后者何？岐伯曰：运太过则其至先，运不及则其至后，此候之常也。帝曰：当时而至者，何也？岐伯曰：非太过，非不及，则至当时，非是者眚也。"又云："气有非时而化者，何也？岐伯曰：太过者当其时，不及者归其己胜也。"

（6）司天之候　候司天之法，也要观测五大行星和物候、气候。如太阳司天，气候寒冷，上应辰星镇星，玄黅谷类生长旺盛。如《素问·六元正纪大论》云："凡此太阳司天之政，气化运行先天，天气肃，地气静，寒临太虚，阳气不令，水土合德，上应辰星镇星。其谷玄黅，其政肃，其令徐。寒政大举，泽无阳焰，则火发待时。少阳中治，时雨乃涯，止极雨散，还于太阴，云朝北极，湿化乃布，泽流万物，寒敷于上，雷动于下，寒湿之气，持于气交。民病寒湿，发肌肉萎，足痿不收，濡泻血溢。"

（7）六气候法　六气之候法主要通过物候和民病，六气中每一气都有气候、物候和民病的变化，可以作为候六气之方法。如太阳司天，初之气，地气迁，气乃大温，草乃早荣，民乃厉，温病乃作；二之气，凉反至，民乃惨，草遇寒，火气抑，民病气郁中满，寒乃始。

《素问·六元正纪大论》云："凡此太阳司天之政……初之气，地气迁，气乃大温，草乃早荣，民乃厉，温病乃作，身热头痛呕吐，肌腠疮疡。二之气，大凉反至，民乃惨，草乃遇寒，火气遂抑，民病气郁中满，寒乃始。三之气，天政布，寒气行，雨乃降，民病寒反热中，痈疽注下，心热瞀闷，不治者死。四之气，风湿交争，风化为雨，乃长乃化乃成，民病大热少气，肌肉萎足痿，注下赤白。五之气，阳复化，草乃长，乃化乃成，民乃舒。终之气，地气正，湿令行，阴凝太虚，埃昏郊野，民乃惨凄，寒风以至，反者孕乃死。"

（8）六化六变之候　六气的胜复变化亦可候，如六气之至，厥阴所至为和平，少阴所至为暄，太阴所至为埃溽，少阳所至为炎暑，阳明所至为清劲，太阳所至为寒雾等，可以通过化气之象来观测。六气的运行，有正常的气化和反常的变异，有胜气还有复气，有正常的作用，也有异常的灾害。

六气主时的正常气候特点：厥阴风木之气来临表现为和煦，少阴君火之气来临表现为温暖，太阴湿土之气来临表现为潮湿，少阳相火之气来临表现为炎热，阳明燥金之气来临表现为清凉干燥，太阳寒水之气来临表现为寒冷。

六气主时万物正常的生化：厥阴之气来临时风气偏盛，草木始萌；少阴之气来临时火气偏胜，万物荣秀；太阴之气来临时雨气偏盛，万物实满；少阳之气来临时热气偏盛，万物茂盛；阳明之气来临时肃杀气盛，万物成熟；太阳之气来临时寒气偏盛，万物潜藏。

六气主时万物正常的气化：厥阴之气来临时万物生发，风气流行；少阴之气来临时万物繁荣，形态各显；太阴之气来临时万物润育，云雨化湿；少阳之气来临时万物司化，茁壮生长；阳明之气来临时万物收获，雾露降临；太阳之气来临时万物闭藏，阳气固密。

六气主时气候的正常变化：厥阴之气来临时风气化生，风位之下，金气承之，被肃杀之气克制；少阴之气来临时热气化生，君火之下，阴精承之，被中气寒克制；太阴之气来临时湿气化生，土位之下，风气承之，终见风雨；少阳之气来临时火气化生，相火之下，水气承之，发为湿热；阳明之气来临时燥气化生，金位之下，火气承之，火克金为凉；太阳之气来临时寒气化生，太阳之上，寒气治之，中见少阴，寒气被中气温热所克制。

六气主时在动物繁殖上的反映：厥阴之气来临时有毛的动物繁殖旺盛；少阴之气来临时有羽毛的动物繁殖旺盛；太阴之气来临时倮体的动物繁殖旺盛；少阳之气来临时有羽翼的动物繁殖旺盛；阳明之气来临时有甲壳的动物繁殖旺盛；太阳之气来临时有鳞片的动物繁殖旺盛育。

六气敷布，万物变化的正常规律：厥阴之气来临风气敷布，万物化生；少阴之气来临热气敷布，万物繁荣；太阴之气来临湿气敷布，万物润泽；少阳之气来临火气敷布，万物茂盛；阳明之气来临燥气敷布，万物成熟；太阳之气到来时，寒气敷布，万物潜藏。

六气过亢时气候的反常表现：厥阴之气太过，狂风怒吼，木气亢则金气来制约，凉气显现；少阴之气太过，气候大热，火气亢则水气来制约，气候显寒；太阴之气太过，暴雨雷霆，土气亢则木气来制约，可现狂风；少阳之气太过，热气绕，火气亢则水气来制约，可出现寒冷霜凝；太阳之气太过，寒雪冰雹，水气亢则土气来制约，可见白埃雾霾。

六气行令时万物的表现：厥阴之气来临，万物扰动，往来不定；少阴之气来临，多有明显的火情，热气弥漫；太阴之气来临，天气阴沉，白埃雾霾弥漫，昏暗不明；少阳之气来临，阳光明媚，天显虹云，热气蒸腾；阳明之气来临，烟尘雾埃，凉露霜降，西风劲切，秋虫凄鸣；太阳之气来临，寒凝冰坚，冷风刺骨，万物坚硬。

六气所引起的常见病症：厥阴之气来临，常见筋脉拘急的病症；少阴之气来临，常见疡疹、身热的病症；太阴之气来临，常见水饮停聚、痞塞不通的病症；少阳之气来临，常见喷嚏、呕吐、疮疡的病症；阳明之气来临，会发生肌肤浮肿的病症；太阳之气来临，常见关节屈伸不利的病症。

厥阴之气来临，会出现胁肋间支撑疼痛的病症；少阴之气来临，会出现惊骇疑惑、恶寒战栗、谵言妄语等病症；太阴之气来临，会出现腹中胀满的病症；少阳之气来临，会出现惊骇、烦躁、神志昏昧、暴病等病症；阳明之气来临，会出现鼻流清涕，臀、会阴、大腿、膝、髋、腓肠肌、小腿骨、足等部位的病症；太阳之气来临，会出现腰痛。

厥阴之气来临，会出现肢体软弱短缩、转动不灵便的病症；少阴之气来临，会出现无故悲哀、衄蔑等病症；太阳之气来临，会出现腹中胀满、霍乱吐泻等病症；少阳之气来临，会出现喉痹、耳鸣、呕吐如涌等病症；阳明之气来临，会出现皮肤干燥皲裂等病症；太阳之气来临，会出现盗汗、发痉等病症。

厥阴之气来临，会出现胁痛、呕吐、泄利等病症；少阴之气来临，会出现多言、无故嘻笑等病症；太阴之气来临，会出现身重、浮肿等病症；少阳之气来临，会出现剧烈泄泻、抽搐、肉跳动、暴死等病症；阳明之气来临，会出现鼻塞流涕、喷嚏等病症；太阳之气来临，会出现二便失禁或闭塞不通等病症。

以上十二种变化，说明六气和自然界的万物以及人体有着密切的联系，六气作用和变化，自然界的万物与之相应。六气到来时，有高下、前后、中外的不同，万物及人体也会产生相应的变化和疾病。

因此风气胜就会产生动摇；热气胜就会产生肿胀；燥气胜就会产生干枯；寒气胜就会产生虚浮；湿气胜就会产生濡泻，甚至小便不通、全身浮肿。根据六气的不同，就可以预知其所引起的变化与病症。

六气的气化作用是施加于不胜之气上产生的。如太阴湿土气化为雨，加于太阳寒水，以制约寒水之气的太过，维持自然界的气候正常，以利万物的生化。同理，太阳水气为寒化，施加于少阴君火；少阴君火为热化，施加于阳明燥金；阳明金气为燥化，施加于厥阴风木；厥阴木气为风化，施加于太阴湿土。在实际的应用当中，根据六气所在的位置，明确其各自的作用。

六气有余和不足的情况：太过和不及是不相同的，太过之气对万物的影响徐缓而作用持久，不及之气对万物的影响急暴而作用短暂。

司天、在泉之气的有余与不足：司天之气不足，则在泉之气上升；在泉之气不足，则司天之气下降。中运居司天与在泉之间，也就是气交之处。因而司天之气下降则运必先之而降，在泉之气上升则运必先之而升。运受制于其所不胜的司天、在泉之气，和于与其相同的司天、在泉之气。运遇到所不胜，就会受到制约；遇到相和的情况，则会相互助长而变得过亢。制约和过亢都能引起疾病。如果司天之气胜，天气就下降；在泉之气胜，地气就上升。上升与下降的程度取决于胜气的微甚。胜气微的差别就小，胜气甚的差别就大。差别太大就会导致气交位置的改变，就必然引起巨大的气候变化而发生疾病。《大要》说：胜气甚的，五分在本位，五分升降；胜气微的，七分在本位，三分升降，其间的差别是可以观测的。

刘完素指出："一分乃十五日，七分者，乃一百五日，而应其候，甚者大差五分也，乃七十五日而差，差过其数也。"（《新刊图解素问要旨论·推大小差郁复》）

《素问·六元正纪大论》云："黄帝问曰：五运六气之应见，六化之正，六变之纪，何如？岐伯对曰：夫六气正纪，有化有变，有胜有复，有用有病，不同其候，帝欲何乎？帝曰：愿尽闻之。岐伯曰：请遂言之。夫气之所至也，厥阴所至为和平，少阴所至为暄，太阴所至为埃溽，少阳所至为炎暑，阳明所至为清劲，太阳所至为寒雾，时化之常也。

厥阴所至为风府，为璺启；少阴所至为火府，为舒荣；太阴所至为雨府，为员盈；少阳所至为热府，为行出；阳明所至为司杀府，为庚苍；太阳所至为寒府，为归藏。司化之常也。

厥阴所至为生，为风摇；少阴所至为荣，为形见；太阴所至为化，为云雨；少阳所至为长，为番鲜；阳明所至为收，为雾露；太阳所至为藏，为周密。气化之常也。

厥阴所至为风生，终为肃；少阴所至为热生，中为寒；太阴所至为湿生，终为注雨；少阳所至为火生，终为蒸溽；阳明所至为燥生，终为凉；太阳所至为寒生，中为温。德化之常也。

厥阴所至为毛化，少阴所至为羽化，太阴所至为倮化，少阳所至羽化，阳明所至为介化，太阳所至为鳞化。德化之常也。

厥阴所至为生化，少阴所至为荣化，太阴所至为濡化，少阳所至为茂化，阳明所至为坚化，太阳所至为藏化。布政之常也。

　　厥阴所至为飘怒太凉，少阴所至为大暄寒，太阴所至为雷霆骤注烈风，少阳所至为飘风燔燎霜凝，阳明所至为散落温，太阳所至为寒雪冰雹白埃。气变之常也。

　　厥阴所至为挠动，为迎随；少阴所至为高明焰，为曛；太阴所至为沉阴，为白埃，为晦暝；少阳所至为光显，为彤云，为曛；阳明所至为烟埃，为霜，为劲切，为凄鸣；太阳所至为刚固，为坚芒，为立。令行之常也。

　　厥阴所至为里急，少阴所至为疡疹身热，太阴所至为积饮痞隔，少阳所至为嚏呕，为疮疡，阳明所至为浮虚，太阳所至为屈伸不利，病之常也。

　　厥阴所至为支痛，少阴所至为惊惑、恶寒、战慄、谵妄，太阴所至为稸满，少阳所至为惊躁、瞀昧、暴病，阳明所至为鼽，尻阴股膝髀腨胻足病，太阳所至为腰痛。病之常也。

　　厥阴所至为緛戾，少阴所至为悲妄衄衊，太阴所至为中满霍乱吐下，少阳所至为喉痹、耳鸣、呕涌，阳明所至为皴揭，太阳所至为寝汗、痉。病之常也。

　　厥阴所至为胁痛呕泄，少阴所至为语笑，太阴所至为重胕肿，少阳所至为暴注、瞤瘛、暴死，阳明所至为鼽嚏，太阳所至为流泄禁止。病之常也。

　　凡此十二变者，报德以德，报化以化，报政以政，报令以令，气高则高，气下则下，气后则后，气前则前，气中则中，气外则外，位之常也。故风胜则动，热胜则肿，燥胜则干，寒胜则浮，湿胜则濡泄，甚则水闭胕肿，随气所在，以言其变耳。

　　帝曰：愿闻其用也。岐伯曰：夫六气之用，各归不胜而为化。故太阴雨化，施于太阳；太阳寒化，施于少阴；少阴热化，施于阳明；阳明燥化，施于厥阴；厥阴风化，施于太阴。各命其所在以征之也。帝曰：自得其位何如？岐伯曰：自得其位，常化也。帝曰：愿闻所在也。岐伯曰：命其位而方，月可知也。

帝曰：六位之气盈虚何如？岐伯曰：太少异也，太者之至徐而常，少者暴而亡。帝曰：天地之气盈虚何如？岐伯曰：天气不足，地气随之，地气不足，天气从之，运居其中而常先也。恶所不胜，归所同和，随运归从而生其病也。故上胜则天气降而下，下胜则地气迁而上，多少而差其分，微者小差，甚者大差，甚则位易气交易，则大变生而病作矣。《大要》曰：甚纪五分，微纪七分，其差可见。此之谓也。"

《素问·至真要大论》云："故上胜而下俱病者，以地名之；下胜而上俱病者，以天名之。所谓胜至，报气屈伏而未发也。复至则不以天地异名，皆如复气为法也。"

（9）时有常位，而气无必 岁运五运四时都有常位，而六气没有，天地之气变，六气之胜复，变化多端，有时不会按正常的交接规律。六气的变化，虽然有时不可预知，但其正常的变化，德化政令灾变，还是遵循五行相生规律，人与之相应。

《素问·至真要大论》云："帝曰：胜复之动，时有常乎？气有必乎？岐伯曰：时有常位，而气无必也。帝曰：愿闻其道也。岐伯曰：初气终三气，天气主之，胜之常也。四气尽终气，地气主之，复之常也。有胜则复，无胜则否。帝曰：善。复已而胜何如？岐伯曰：胜至则复，无常数也，衰乃止耳。复已而胜，不复则害，此伤生也。帝曰：复而反病何也？岐伯曰：居非其位，不相得也。大复其胜则主胜之，故反病也。所谓火燥热也。"

《素问·气交变大论》云："夫气之动乱，触遇而作，发无常会，卒然灾合，何以期之？岐伯曰：夫气之动变，固不常在，而德化政令灾变，不同其候也。帝曰：何谓也？岐伯曰：东方生风，风生木，其德敷和，其化生荣，其政舒启，其令风，其变振发，其灾散落。南方生热，热生火，其德彰显，其化蕃茂，其政明曜，其令热，其变销烁，其灾燔焫。中央生湿，湿生土，其德溽蒸，其化丰备，其政安静，其令湿，其变骤注，其灾霖溃。西方生燥，燥生金，其德清洁，其化紧敛，其政劲切，其令燥，其变肃杀，其灾苍陨。北方生寒，寒生水，其德凄沧，其化清谧，其政凝肃，其令寒，其变凓冽，其灾冰雪霜雹。是以察其动也，有德有化，有政有令，有变有灾，而物由之，而人应之也。"

（10）终始位明　天地之气之终始，是有明显规律的，起始之位非常清晰。观天气要察天象、气象、气候；观地气要察地理、物候；观人气要观察气血运行变化，或以脉测，或以病测，并感知天地之气变化。

《素问·气交变大论》云："本气位也。位天者，天文也；位地者，地理也；通于人气之变化者，人事也。故太过者先天，不及者后天，所谓治化而人应之也。"

《素问·气交变大论》云："善言天者，必应于人……善言气者，必彰于物；善言应者，同天地之化；善言化言变者，通神明之理。"

《素问·六元正纪大论》云："帝曰：天地之数，终始奈何？岐伯曰：悉乎哉问也！是明道也。数之始，起于上而终于下，岁半之前，天气主之，岁半之后，地气主之，上下交互，气交主之，岁纪毕矣。故曰位明气月可知乎，所谓气也。"

71.五运六气理论如何说明气令

五运六气与气令有密切的关系，气令的产生是运气运动变化的结果。所谓气令，包括气象和气候，是天气变化之象，故气令可以作为运气变化的客观征象。当代气象学包括了气象（风雨雷电等）和气候，在《黄帝内经》时代，气象指风寒暑湿燥火六气之象，气候指四季寒热温凉，气候与气象统称为气令。

《素问·天元纪大论》云："天有五行，御五位，以生寒暑燥湿风……神在天为风，在地为木；在天为热，在地为火；在天为湿，在地为土；在天为燥，在地为金；在天为寒，在地为水。"

不同的年份具有不同的气令特点。《素问·气交变大论》论述了太过不及之年的气令特征，如太过之年："岁木太过，风气流行……化气不政，生气独治，云物飞动，草木不宁，甚而摇落……岁火太过，炎暑流行……收气不行，长气独明，雨水霜寒，上应辰星。上临少阴少阳，火燔炳，水泉涸，物焦槁……岁土太过，雨湿流行……变生得位，脏气伏，化气独治之，泉涌河衍，涸泽生鱼，风雨大至，土崩溃，鳞见于陆……岁金太过，燥气流行……收气峻，生气下，草木敛，苍干雕陨……岁水太过，寒气流行……大雨至，埃雾朦郁，上应镇星。"

说明岁木太过之年，风气流行，天气云雾飞腾，地上的草木动摇不定，甚至于枝叶摇落；岁火太过，炎暑流行，寒水之气会来制约报复它，出现雨冰寒霜降临，与天上的水星明亮相应。若是戊子、戊午、戊寅、戊申年，又逢少阴君火或少阳相火司天，此为天符的年份，火热之气就会更加严重，致使水泉干涸，万物枯焦；岁土太过，雨湿流行，河水泛滥，泉水涌动，干枯的池塘出现了鱼类，会有暴风骤雨的天气，导致堤防崩溃，在平时的陆地上可见到水塘鱼游；岁金太过，燥气流行，火热之气会来制约报复它，与天上的火星明亮相应，金气太过，木气受到克制，生气不足，出现草木收敛之象，甚至苍老干枯而死亡；岁水太过，寒气流行，土湿之气会来制约报复，出现大雨下降，尘埃雾霾，与天上的土星明亮相应，若是丙辰、丙戌年，逢太阳寒水司天，即天符之年，水寒之气会更加严重，会出现冰雹霜雪不时而降的气候，过分的水湿之气，会改变万物形态。五太过之年，运气特点不同，气令表现各有特征，其气令变化与五星相应；不及之年亦如此。

《素问·五常政大论》对各年气令亦有论述：敷和之纪，其候温和，其令风；升明之纪，其候炎暑，其令热；备化之纪，其候溽蒸，其令湿；审平之纪，其候清切，其令燥；静顺之纪，其候凝肃，其令寒；委和之纪，生气不政，化气乃扬，长气自平，收令乃早，凉雨时降，风云并兴，其主雾露凄沧，复则萧飉肃杀，则炎赫沸腾，眚于三，乃为雷霆；伏明之纪，长气不宣，脏气反布，收气自政，化令乃衡，寒清数举，暑令乃薄，其主冰雪霜寒，凝惨凛冽则暴雨霖霪，眚于九，其主骤注雷霆震惊，沉黅淫雨；卑监之纪，化气不令，生政独彰，长气整，雨乃愆，收气平，风寒并兴，其主飘怒振发，振拉飘扬，则苍干散落，其眚四维，清气乃用，生政乃辱；从革之纪，收气乃后，生气乃扬，长化合德，火政乃宣，庶类以蕃，其主明曜炎烁，炎光赫烈则冰雪霜雹，眚于七，岁气早至，乃生大寒；涸流之纪，化气乃昌，长气宣布，其主埃郁昏翳，埃昏骤雨，则振拉摧拔，眚于一；发生之纪，苍气达，阳和布化，阴气乃随，生气淳化，秋气劲切，甚则肃杀，清气大至；赫曦之纪，阴气内化，阳气外荣，炎暑施化，其动炎灼妄扰，其德暄暑郁蒸，其变炎烈沸腾，暴烈其政，时见凝惨，甚则雨水霜雹切寒；敦阜之纪，烟埃朦郁，见于厚土，大雨时行，湿气乃用，燥政乃辟，其变震惊飘骤崩溃，大风迅至；坚成之纪，天气洁，地气明，阳气随，阴治化，燥行其政，其德雾露萧飉，其变肃杀雕零，政暴变则长气斯救，大火流，炎烁且至，蔓将槁；流衍之纪，寒司物化，天地严凝，藏政以布，长令不扬，其德凝惨寒雾，其变冰雪霜雹，政过则化气大举，而埃昏气交，大雨时降。

　　不同的司天之气也可以造成气令的变化。《素问·五常政大论》作了论述：少阳司天，火气下临，火见燔焫，大暑以行，风行于地，尘沙飞扬；阳明司天，燥气下临，凄沧数至，暴热至，土乃暑，阳气郁发，火行于槁；太阳司天，寒气下临，而火且明，丹起，金乃眚，寒清时举，胜则水冰，火气高明，热气妄行，寒乃复，霜不时降，寒客至，沉阴化，湿气变物；厥阴司天，风气下临，风行太虚，云物摇动，火纵其暴，地乃暑，大热消烁，赤沃下，其发机速；少阴司天，热气下临，大暑流行，地乃燥清，凄沧数至；太阴司天，湿气下临，埃冒云雨，地乃藏阴，大寒且至。

《素问·六元正纪大论》对司天之政作了具体论述，如太阳司天之政："帝曰：太阳之政奈何？岐伯曰：辰戌之纪也。太阳太角太阴壬辰壬戌其运风，其化鸣紊启拆，其变振拉摧拔，其病眩掉目瞑……太阳太徵太阴戊辰戊戌同正徵其运热，其化暄暑郁燠，其变炎烈沸腾，其病热郁……太阳太宫太阴甲辰岁会（同天符）甲戌岁会（同天符）其运阴埃，其化柔润重泽，其变震惊飘骤，其病湿下重……太阳太商太阴庚辰庚戌其运凉，其化雾露萧瑟，其变肃杀雕零，其病燥背瞀胸满……太阳太羽太阴丙辰天符丙戌天符其运寒，其化凝惨凓冽，其变冰雪霜雹，其病大寒留于溪谷……凡此太阳司天之政，气化运行先天，天气肃，地气静，寒临太虚，阳气不令，水土合德，上应辰星镇星……寒政大举，泽无阳焰，则火发待时。少阳中治，时雨乃涯，止极雨散，还于太阴，云朝北极，湿化乃布，泽流万物，寒敷于上，雷动于下，寒湿之气，持于气交……初之气，地气迁，气乃大温……二之气，大凉反至……寒乃始。三之气，天政布，寒气行，雨乃降……四之气，风湿交争，风化为雨，乃长乃化乃成……五之气，阳复化……终之气，地气正，湿令行，阴凝太虚，埃昏郊野。"

太阳寒水司天的运气是地支为辰戌之年。辰戌之年，太阳寒水司天，太阴湿土在泉。

壬辰、壬戌年，木运太过，中运为太角，运气为风气偏胜，气候偏温。其气化：微风吹拂，万物阵鸣，生机活跃，草木萌生；其变化：狂风大作，振毁万物，折断树木，连根拔起；其引起的疾病：头晕目眩，抽搐振栗，视物不清。客运五步如下：初运太角，二运少徵，三运太宫，四运少商，终运太羽。

戊辰、戊戌年，火运太过，中运为太徵。因太阳寒水司天，太过的火运受到司天寒水之气的制约，转变成平气之年。运气偏热。其气化：气候温热，暑热郁蒸；其变化表现：炎热炽烈，天地蒸腾；其引起的疾病多表现热郁于里的证候。客运五步是：初运太徵，二运少宫，三运太商，四运少羽，终运少角。

甲辰年、甲戌年，土运太过，中运太宫。太过的土运与在泉的湿土之气相同，为同天符之年。由于辰戌丑未都属于土，甲辰、甲戌之年支属土，故也是岁会之年。运气为阴雨水湿。其气化为潮湿润泽；其变化为：雷雨狂风；其引起的疾病为湿邪留滞于下，肢体沉重。客运五步是：初运太宫，二运少商，三运太羽，四运太角，终运少徵。

庚辰、庚戌年，金运太过，中运太商。运气清凉。其气化见雾露萧瑟；其变化为：气行肃杀，草木凋零；其引起的疾病多为：津液亏乏，口干舌燥，胸背胀闷。客运五步是：初运太商，二运少羽，三运少角，四运太徵，终运少宫。

丙辰、丙戌年，水运太过，中运太羽。水运与司天寒水之气相同，是为天符之年。运气寒冷，其气化为寒风凛冽，地冻惨凄；其变化为：冰天雪地，寒霜冰雹；其引起的疾病多为寒气留恋，溪谷凝滞。客运五步是：初运太羽，二运太角，三运少徵，四运太宫，终运少商。

凡是辰戌之年，太阳寒水司天，气化太过，气候常先于节气到来。司天之气肃杀，在泉之气清湿，寒气充满太虚，阳气不能布散。寒水之气与湿土之气相互配合以发挥作用，与天上的辰星、镇星明亮相应；岁谷为黄色和黑色的谷物。气象清肃，天地之气和缓。若寒气太过，阳气郁滞，火热之气会择时报复。三之气，主气少阳相火，太阳寒水加临，水火相克，会有雨水下降，三气之后，雨水终止。四之气，太阴湿土在泉，云奔北极，湿气四布，润泽万物。太阳寒水司天，太阴湿土在泉，寒湿之气相持于气交。人们易患受寒湿所侵，见肌肉萎软，两足痿弱，行走无力，泄泻、出血等病症。

初之气，主气为厥阴风木，客气为少阳相火，上一年的在泉之气迁移而来，气候很温暖，草木提早繁荣。人们易感受疫疬之气，温病发生，出现身热、头痛、呕吐、肌肉皮肤生疮溃疡。

二之气，主气为少阴君火，客气为阳明燥金，反而有很寒凉的气候，人们凄惨受寒，草木受冻，火气被抑。人们易患气郁、腹中胀满等病症。司天的寒水之气开始发挥作用。

三之气，司天之气充分发挥作用，主气为少阳相火，客气为太阳寒水，寒凉之气流行，雨水下降。人们易患外寒内热、痈疽、下痢，心中烦热、神志昏蒙等病症。若不及时治疗，就会死亡。

四之气，主气为太阴湿土，客气为厥阴风木，风湿之气交争，风助湿化雨，万物生长、化育、成熟。人们易患高热、气短、肌肉萎软、足弱无力、赤白痢疾等病症。

五之气，主气为阳明燥金，客气为少阴君火，阳气重新发挥作用，草木因而生长、化育、成熟。人们感到舒畅。

终之气，主气太阳寒水，客气太阴湿土，太阴湿土在泉，湿气流行，阴气凝聚，尘埃飞扬，雾蔽郊野。人们感受寒湿惨凄。若有寒风到来，风能胜湿，风气不当至而至，会使孕妇会受影响而致流产。

所以治疗应该选用味苦性温的药物，用苦味燥湿，用温性御寒。要治疗郁发之气，必需考虑其生化之源，抑制过亢之气，扶助不胜之气，不要使过亢之气化生疾病，吃岁谷以保全真气；避免邪气侵袭，以保养人体正气。若岁运与六气都为寒湿，则选用燥热的药物调治；若岁运与六气寒湿不同，则选用燥湿的药物调治；气与运相同的，药物用量可以多些；气与运不相同，要减少药量。寒冷的运气不能用寒性药物，清凉的运气不能用凉性药物，温暖的运气不能用温性，炎热的运气不能用热性药物。饮食也是同样的道理。如果病症有假象，表现反常，则要用反治的方法。违反这个规律就会引发疾病，正所谓因时制宜。

　　司天、在泉、六气胜复影响气令特征。如厥阴司天，气化为风；少阴司天，气化为热；太阴司天，气化为湿；少阳司天，气化为火；阳明司天，气化为燥；太阳司天，气化为寒。

　　《素问·至真要大论》云："厥阴司天，其化以风；少阴司天，其化以热；太阴司天，其化以湿；少阳司天，其化以火；阳明司天，其化以燥；太阳司天，其化以寒……岁厥阴在泉，风淫所胜，则地气不明……岁少阴在泉，热淫所胜，则焰浮川泽，阴处反明……岁太阴在泉……湿淫所胜，则埃昏岩谷，黄反见黑……岁少阳在泉，火淫所胜，则焰明郊野，寒热更至……岁阳明在泉，燥淫所胜，则霿雾清暝……岁太阳在泉，寒淫所胜，则凝肃惨栗。……厥阴司天，风淫所胜，则太虚埃昏，云物以扰……少阴司天，热淫所胜，怫热至，火行其政……太阴司天，湿淫所胜，则沉阴且布，雨变枯槁……少阳司天，火淫所胜，则温气流行，金政不平……阳明司天，燥淫所胜……太阳司天，寒淫所胜，则寒气反至，水且冰……运火炎烈，雨暴乃雹……少阴之胜……炎暑至……太阴之胜……雨数至，燥化乃见……少阳之胜……草萎水涸……阳明之胜……大凉肃杀……太阳之胜，凝溧且至，非时水冰……厥阴之复……偃木飞沙……少阴之复……火见燔焫……赤气后化，流水不冰，热气大行……太阴之复，湿变乃举……大雨时行……少阳之复，大热将至，枯燥燔爇……阳明之复，清气大举……太阳之复，厥气上行，水凝雨冰……地裂冰坚，阳光不治……六气之胜，何以候之？岐伯曰：乘其至也。清气大来，燥之胜也……热气大来，火之胜也……寒气大来，水之胜也……湿气大来，土之胜也……风气大来，木之胜也。"

　　六化、六变对气令亦有影响。如厥阴风木之气到来时气候和煦，少阴君火之气来临气候温暖，太阴湿土之气来临气候潮湿，少阳相火之气来临气候炎热，阳明燥金之气来临气候清凉劲急，太阳寒水之气来临气候寒冷。《素问·六元正纪大论》云："夫气之所至也，厥阴所至为和平，少阴所至为暄，太阴所至为埃溽，少阳所至为炎暑，阳明所至为清劲，太阳所至为寒雰，时化之常也。厥阴所至为风府，为璺启；少阴所至为火府，为舒荣；太阴所至为雨府，为员盈；少阳所至为热府，为行出；阳明所至为司杀府，为庚苍；太阳所至为寒府，为归藏。司化之常也。厥阴所至为生，为风摇；少阴所至为荣，为形见；太阴所至为化，为云雨；少阳所至为长，为番鲜；阳明所至为收，为雾露；太阳所至为藏，为周密。气化之常也。厥阴所至为风生，终为肃；少阴所至为热生，中为寒；太阴所至为湿生，终为注雨；少阳所至为火生，终为蒸溽；阳明所至为燥生，终为凉；太阳所至为寒生，中为温。德化之常也……厥阴所至为飘怒大凉，少阴所至为大暄寒，太阴所至为雷霆骤注烈风，少阳所至为飘风燔燎霜凝，阳明所至为散落温，太阳所至为寒雪冰雹白埃。气变之常也。厥阴所至为挠动，为迎随；少阴所至为高明焰，为曛；太阴所至为沉阴，为白埃，为晦暝；少阳所至为光显，为彤云，为曛；阳明所至为烟埃，为霜，为劲切，为凄鸣；太阳所至为刚固，为坚芒，为立。令行之常也。"

对于五郁之发的气令特点，以土郁为例说明：土气被木气过分抑制，土气被郁超过极限而成为复气发作：山岩峡谷震动，雷鸣气腾，尘埃飞扬，天昏地暗，一片黑黄。湿气上蒸化为白气，暴风骤雨降落于高山深谷之间，大雨落在岩石上面四处飞溅，洪水暴发，河水泛滥，山川、原野一片汪洋，汪洋之中的土丘、山岗好似牧马奔腾。复气发作，湿土之气敷布，天降时雨，万物生长收成。云气奔向降雨之处，霞光环绕着朝阳，山河之间出现雾霾，这是土郁发作的前兆，其时为四之气，太阴湿土主气。若见到云气横于天空山巅，或聚或散，忽生忽灭，浮游不定，便是土郁将发之先兆。

《素问·六元正纪大论》云："土郁之发，岩谷震惊，雷殷气交，埃昏黄黑，化为白气，飘骤高深，击石飞空，洪水乃从，川流漫衍，田牧土驹。化气乃敷，善为时雨，始生始长，始化始成……云奔雨府，霞拥朝阳，山泽埃昏，其乃发也，以其四气。云横天山，浮游生灭，怫之先兆。金郁之发，天洁地明，风清气切，大凉乃举，草树浮烟，燥气以行，霜雾数起，杀气来至，草木苍干，金乃有声……山泽焦枯，土凝霜卤，怫乃发也，其气五。夜零白露，林莽声凄，怫之兆也。水郁之发，阳气乃辟，阴气暴举，大寒乃至，川泽严凝，寒雾结为霜雪，甚则黄黑昏翳，流行气交，乃为霜杀，水乃见祥……阳光不治，空积沉阴，白埃昏暝，而乃发也，其气二火前后。太虚深玄，气犹麻散，微见而隐，色黑微黄，怫之先兆也。木郁之发，太虚埃昏，云物以扰，大风乃至，屋发折木，木有变……太虚苍埃，天山一色，或气浊色，黄黑郁若，横云不起雨，而乃发也，其气无常。长川草偃，柔叶呈阴，松吟高山，虎啸岩岫，怫之先兆也。火郁之发，太虚肿翳，大明不彰，炎火行，大暑至，山泽燔燎，材木流津，广厦腾烟，土浮霜卤，止水乃减，蔓草焦黄，风行惑言，湿化乃后。"

五郁之发，各有特点。如"木发无时，水随火也"，且"有怫之应而后报也，皆观其极而乃发也"。说明有郁的征兆，就有复气发作。复气暴发于郁极之时。木的复气发作没有固定的时间，水的复气发作在君、相二火主气之时。

郁发的原因在于气的多少，观其下气可以预知。《素问·六元正纪大论》云："帝曰：水发而雹雪，土发而飘骤，木发而毁折，金发而清明，火发而曛昧，何气使然？岐伯曰：气有多少，发有微甚，微者当其气，甚者兼其下，征其下气而见可知也。"

水郁发作出现冰雪霜雹，土郁发作天降暴风骤雨，木郁发作草木毁坏折断，金郁发作天气清凉肃杀，火郁发作出现黄赤昏暗。这是因为六气程度不同，因此复气发作就有轻重之殊。发作轻微的，只限于本气发生变化；发作严重的，则兼见下承之气的变化。因此，通过观察下承之气的有无和轻重，可以知道五郁发作的轻重程度。

每年气令可以预测。《素问·气交变大论》云："夫子之言岁候，其不及太过，而上应五星。今夫德化政令，灾眚变易，非常而有也，卒然而动，其亦为之变乎？岐伯曰：承天而行之，故无妄动，无不应也。卒然而动者，气之交变也，其不应焉。故曰：应常不应卒。此之谓也。帝曰：其应奈何？岐伯曰：各从其气化也。"说明每年的气象可以通过五大行星的运动变化以预测，而突然的气流变化是不能预知的。

各年四季气令特点也不同，如《素问·气交变大论》云："愿闻其时也。岐伯曰：悉乎哉问也！木不及，春有鸣条律畅之化，则秋有雾露清凉之政，春有惨凄残贼之胜，则夏有炎暑燔烁之复……火不及，夏有炳明光显之化，则冬有严肃霜寒之政，夏有惨凄凝冽之胜，则不时有埃昏大雨之复……土不及，四维有埃云润泽之化，则春有鸣条鼓拆之政，四维发振拉飘腾之变，则秋有肃杀霖霆之复……金不及，夏有光显郁蒸之令，则冬有严凝整肃之应，夏有炎烁燔燎之变，则秋有冰雹霜雪之复……水不及，四维有湍润埃云之化，则不时有和风生发之应，四维发埃昏骤注之变，则不时有飘荡振拉之复。"

木运不及之年，若春天鸟语花香，则秋天雾露清凉；若春天清凉凄惨，夏天会有炎暑如焚的火热之气来复。火运不及之年，若夏天暑热如常，则冬天霜雪寒天；若夏天凄惨寒凉，则长夏湿气郁蒸，天气昏暗，大雨倾盆而降的复气来临。土运不及之年，四季之末的十八天，都会有潮湿之气，春天风和日丽，鸟语花香，草木萌土；若四季之末大风飞扬，草木摇折，则秋季会出现阴雨绵绵的复气现象。金气不及之年，若夏天光明炎热，草木葱郁，则冬天严寒冰冻；若夏天炎热如焚，则秋天会出现冰雹霜雪的复气现象。水运不及之年，四季之末云淡湿润，则风和日丽；若四季之末出现湿气郁蒸，天气昏暗，暴雨如注，则时常发生大风飘扬，草木摇折的复气现象。

《素问·至真要大论》云："寒暑温凉，盛衰之用，其在四维。故阳之动，始于温，盛于暑；阴之动，始于清，盛于寒。春夏秋冬，各差其分。故《大要》曰：彼春之暖，为夏之暑，彼秋之忿，为冬之怒，谨按四维，斥候皆归，其终可见，其始可知。此之谓也。"

寒、暑、温、凉四种气候变化，表现在春、夏、秋、冬四季。阳气运行，开始于温暖，盛极于暑热；阴气运行，开始于清凉，而盛极于寒冬，从而形成了四季气候的差别。《大要》说：从春天的温暖发展到夏天的暑热，从秋天的清凉肃杀发展到冬天的严寒凛冽，要仔细观察"四维"的气候变化，可以了解阴阳之气开始与终止的时间，从而知道该年春夏秋冬各个季节的气候变化。

不同的地域，气令特点也有差异。《素问·五常政大论》云："天不足西北，左寒而右凉；地不满东南，右热而左温。其故何也？岐伯曰：阴阳之气，高下之理，太少之异也。东南方，阳也，阳者其精降于下，故右热而左温。西北方，阴也，阴者其精奉于上，故左寒而右凉。是以地有高下，气有温凉，高者气寒，下者气热。"

西北方天的阳气不足，所以北方寒而西方凉；东南方天的阴气不足，所以南方热而东方温。这是天气的阴阳，地势的高低，阳气量的多少的差异。东南方属于阳，阳的精气自上而下降，所以南方热而东方温；西北方属于阴，阴的精气自下而上奉，所以北方寒而西方凉。所以，地势有高有低，气候有温有凉，地势高的区域气候寒凉，地势低的区域气候温热。

同一地域，地势不同也可以造成气令差异，地势高的地方多寒，阴气偏盛，地势低的地方多热，阳气偏盛。阳热之气盛，节气与万物的生化，都提前到来；而阴寒之气盛，节气与万物的生化，都延迟到来。这是地势高低，万物生化有迟有早的规律。《素问·五常政大论》："崇高则阴气治之，污下则阳气治之，阳胜者先天，阴胜者后天，此地理之常，生化之道也。"

《素问·六元正纪大论》云："春气西行，夏气北行，秋气东行，冬气南行。故春气始于下，秋气始于上，夏气始于中，冬气始于标。春气始于左，秋气始于右，冬气始于后，夏气始于前。此四时正化之常。故至高之地，冬气常在，至下之地，春气常在，必谨察之。"

春气生于东方，由东向西运行；夏气生于南方，由南向北运行；秋气生于西方，由西向东运行；冬气生于北方，由北向南运行。春气发生，自下而上升；秋气收敛，自上而下降；夏季为火，从里而布散于外；冬季严寒，从表而入藏于里。从地气的发生规律来看，春气生于左方，秋气生于右方，冬气生于北方，夏气生于南方，这就是四时气候的正常变化。高山之顶，气候寒冷、冬气常在；低洼之地，气候温暖、春气常存。

72. 何谓三生万物

《老子·四十二章》指出："道生一，一生二，二生三，三生万物。"一是指太极。《易·系辞》云："天地氤氲，万物化醇。"二是指阴阳。《老子·四十二章》云："万物负阴而抱阳，冲气以为和。"《易·系辞》云："一阴一阳之谓道。"三是指自然。大自然包含太极、阴阳、五行、五运变化，自然化生万物。《老子·二十五章》云："有物混成，先天地生……人法地，地法天，天法道，道法自然。"

《素问·天元纪大论》云："在天为气，在地成形，形气相感而化生万物矣。"万物化生，源于天、地和形气相感，三生万物。植物的化生源于天气、地气和自然传播的种子；无腿和双肢动物产生于天气、地气和排卵；四肢动物产生于天气、地气和精卵结合；人的产生源于天气、地气、精气（精卵结合）。

五运六气理论以天地为空间背景，研究自然气候和生命之间的联系，认为万物与天地之气相感而化生。《素问·五运行大论》云："夫变化之用，天垂象，地成形。"《素问·天元纪大论》云："太虚寥廓，肇基化元，万物资始，五运终天，布气真灵，揔统坤元，九星悬朗，七曜周旋，曰阴曰阳，曰柔曰刚，幽显既位，寒暑弛张，生生化化，品物咸章。"

人以天地之气生，天气下降，地气上升，人在天地之间，感受其运动变化。《素问·六微旨大论》云："气之升降，天地之更用也。"又云："升已而降，降者谓天，降已而升，升者谓地。天气下降，气流于地；地气上升，气腾于天。故高下相召，升降相因，而变作矣。"《素问·六微旨大论》云："上下之位，气交之中，人之居也。故曰：天枢之上，天气主之；天枢之下，地气主之；气交之分，人气从之，万物由之。此之谓也。"可见，天地之交感是万物化生的条件。

万物是由于天地之气交感所化生，人的生命与天地四时气化密切相关。《素问·宝命全形论》云："人以天地之气生，四时之法成。"《素问·至真要大论》云："本乎天者，天之气也；本乎地者，地之气也。天地合气，六节分而万物化生矣。"天地合气、六节分都是万物化生的必要条件。

73. 五运六气如何揭示生育规律

五运六气理论将自然界动物归类为五虫，并探讨了五虫的生育规律。

虫，泛指自然界中的动物。古人认为，虫有五种，羽虫、毛虫、介虫、鳞虫、倮虫，统称"五虫"。长羽的动物叫羽虫，长毛的动物叫毛虫，长介壳的动物叫甲虫，长鳞甲的动物叫鳞虫，人类等身上无甲无鳞无壳、皮肤光滑的动物叫倮虫。《大戴礼》云："有羽之虫，三百六十而凤凰为之长；有毛之虫，三百六十而麒麟为之长；有甲之虫，三百六十而神龟为之长；有鳞之虫，三百六十而蛟龙为之长；有倮之虫，三百六十而圣人为之长。"王冰《玄珠密语》云："五虫者，即毛虫、羽虫、倮虫、甲虫、鳞虫是也。即以狮子为毛虫之长，应木也；凤凰为羽虫之长，应火也；人为倮虫之长，应土也；鱼为甲虫之长，应金也；龙为鳞虫之长，应水也。此五者，总悉于万类也。"

司天、在泉会影响胎孕不育。《素问·五常政大论》云："故厥阴司天，毛虫静，羽虫育，介虫不成；在泉，毛虫育，倮虫耗，羽虫不育。少阴司天，羽虫静，介虫育，毛虫不成；在泉，羽虫育，介虫耗不育。太阴司天，倮虫静，鳞虫育，羽虫不成；在泉，倮虫育，鳞虫不成。少阳司天，羽虫静，毛虫育，倮虫不成；在泉，羽虫育，介虫耗，毛虫不育。阳明司天，介虫静，羽虫育，介虫不成；在泉，介虫育，毛虫耗，羽虫不成。太阳司天，鳞虫静，倮虫育；在泉，鳞虫耗，倮虫不育。"

其原因可能与气宜有关。《素问·五常政大论》云："诸乘所不成之运，则甚也。故气主有所制，岁立有所生，地气制己胜，天气制胜己，天制色，地制形，五类衰盛，各随其气之所宜也。故有胎孕不育，治之不全，此气之常也，所谓中根也。"

74. 何谓岁主脏害

"岁主脏害"见于《素问·至真要大论》，是言五运六气对人体产生影响，太过或不及的气令变化超过人体脏腑的适应限度，所不胜之脏容易导致疾病的发生。《素问·至真要大论》云："帝曰：岁主脏害何谓？岐伯曰：以所不胜命之，则其要也。帝曰：治之奈何？岐伯曰：上淫于下，所胜平之；外淫于内，所胜治之。"

75. 何谓司岁备物

司岁备物在《黄帝内经》运气理论中专指顺应每年的运气特点采集力效功专的药物，非运气之年采集的相同药物，则药气散，品同质差。《素问·至真要大论》云："司岁备物，则无遗主矣……非司岁物何谓也？岐伯曰：散也。故质同而异等也，气味有薄厚，性用有躁静，治保有多少，力化有浅深，此之谓也。"

司岁备物的概念还可以引申为：根据每年的运气不同，准备符合该年运气特征的方药，以治未病。马莳《黄帝内经素问注证发微·至真要大论》云："每岁各有所司，必因其司岁者以备药物，则病无遗主矣。"张景岳曰："天地之气，每岁各有所司，因司气以备药物，则主病者无遗矣。"

76. 何谓岁谷、间谷

岁谷：颜色与司天在泉五行属性相同地谷物。赵佶曰："岁谷者，司天在泉之谷也。"

间谷：颜色与间气五行属性相同的谷物，即五谷中与岁谷不同的谷类。

《素问·六元正纪大论》云："食岁谷以全其真，避虚邪以安其正……食岁谷以安其气，食间谷以去其邪……食岁谷以全其真，食间谷以保其精……食岁谷以全真气，食间谷以辟虚邪。"由此可见，岁谷具有养真气、安正气的作用；间谷具有保精、祛邪的作用。

77. 何谓气化

五运六气是中医理论的基础和渊源，是中医学理论的核心和灵魂，气化学说则是中医五运六气理论的核心和灵魂。

气化就是气的运动变化，包括正常的变化与异常的变化，具有天化、地化、人化三个内涵，以及三者之间的交互作用。在五运六气理论中，正常的变化称之为化，异常的变化称之为变。《素问·天元纪大论》云："物生谓之化，物极谓之变。"《素问·六微旨大论》："夫物之生从于化，物之极由乎变，变化之相薄，成败之所由也。"

天地万物始于生化。岁运的气化特点各有不同，五运之化各有所异，天地与人气化过程交互，密切联系，与岁运太过不及有密切关系，岁运太过之年，气化先至；岁运不及之年，气化后至。

六气之化乃风寒暑湿燥火之化，上下有位，左右有纪；六气还有标本中气之化，三阴三阳为标，风寒暑湿燥火为本，与本互为表里的是中气，标本中气相互作用，完成天地气化；六气按三阴三阳之序运化于天，人与万物三阴三阳与之相应，六气所至能促进万物出现不同的生化现象，六气所至在正常情况下对动物生长繁殖产生的不同影响，不正常的气化是是邪气产生之源，疾病的产生源于六气之变，六淫致病，其病证性质可循六淫所胜方向转化，六气有胜复之化，迁正、不迁正之化，退位、不退位之化，升降不前之化等。

五运、六气相互作用，形成运气相合之化，具有不同的表现形式，有同化、异化、平气之化。运气同化包括天符、岁会、同天符、同岁会、太乙天符五种情况；运气异化包括小逆、不和、天刑、顺化四种情况；平气之化包括运太过而被抑，运不及而得助，干德符等。

地气之化应于天气之化，地气的运化顺序为少阳、阳明、太阳、厥阴、少阴、太阴与天气相应；地化运行在人之下，太虚之中。

天地气化通过相互交感而完成，自然气候，生命活动在于天地间五运六气的气化运动，天地之气互根互用，以成天地之机。

人与天地相通，人之气化与天地相应。天地人万物的生化源于阴阳气的活动，阴阳之气以多少表现为三阴三阳。在人体，化是人体正常的生命活动基础，变则产生疾病。

78. 何谓标本中气

标本中气之释，古今多从王冰，似有定论，但不经推演，推原经文，其义可明。

（1）标　标指三阴三阳，即厥阴、少阴、太阴，少阳、阳明、太阳。是六气的说理工具，用以说明天道六气的盛衰，是对三阴三阳程度的分析判断，符合了六气的发生发展运行变化规律。《素问·六微旨大论》云："愿闻天道六六之节盛衰何也？岐伯曰：上下有位，左右有纪。故少阳之右，阳明治之；阳明之右，太阳治之；太阳之右，厥阴治之；厥阴之右，少阴治之；少阴之右，太阴治之；太阴之右，少阳治之。此谓气之标，盖南面而待也。"

（2）本　本是自然界风寒暑湿燥火六气现象，基于自然规律。《素问·天元纪大论》云："所谓本也，是谓六元。"《素问·六微旨大论》云："因天之序，盛衰之时，移光定位，正立而待之。"少阳司天，火气主治；阳明司天，燥气主治；太阳司天，寒气主治；厥阴司天，风气主治；少阴司天，热气主治；太阴司天，湿气主治。

（3）中气　中气，是天气。用三阴三阳表示，与标气相应，互为表里，与标气阴阳相对。《素问·六微旨大论》云："本之下，中之见也，见之下，气之标也，本标不同，气应异象。"

少阳司天，火气为本，中气为厥阴；阳明司天，燥气为本，中气为太阴；太阳司天，寒气为本，中气为少阴；厥阴司天，风气为本，中气为少阳；少阴司天，热气为本，中气为太阳；太阴司天，湿气为本，中气为阳明。中气是标气的表里之气，两者阴阳互制，维持天气动态平衡。

对中气的认识，很多人存在误解，有以地气，有以人气。如刘完素曰："中气者，人气也，人气为病矣。"

（4）标本中气的关系 自然界的六气自然现象，以三阴三阳定性标识，为天气之标，标气与中气互为表里，互为制约，共同作用，体现动态天气阴阳变化规律，表现出风寒暑湿燥火六气之本的特征性天气变化（表10）。

表10 标本中气的关系

本	火	燥	寒	风	热	湿
中	厥阴	太阴	少阴	少阳	太阳	阳明
标	少阳	阳明	太阳	厥阴	少阴	太阴

当自然界天气表现风气流行时，厥阴风木为标，中气为少阳，木生火，火性炎上，表现火的特性，少阳相火成为人体产生疾病主要影响因素；表现燥气时，阳明燥气为标，中气为太阴，土生金，金潜于土，表现土的特性，太阴湿土成为人体产生疾病的主要影响；表现火气时，少阳相火为标，厥阴风木为中气，木生火，火性炎上，火则成为影响人体产生疾病的主要原因；表现湿气时，太阴湿土为标，阳明燥金为中气，土生金，金藏于土，湿为土象，故湿则成为人体疾病之原因；寒气为本时，太阳寒水为标，少阴君火为中气，水克火，寒与火互相克制，两者均可能成为影响人体发生疾病的原因；热为本时，少阴君火为标，太阳寒水为中气，寒、火互制，两者为影响人体发病的原因。

标本中气揭示了天之六气深刻的道理：六元本气表现的不同特征，与标气和中气相互生克制约有密切关系，体现了天之六气的自稳机制，诠释了阴中有阳，阳中有阴，阴阳互生互制之天道。

（5）从化规律　标本中气有从化规律：少阳与太阴从本而化；少阴、太阳所化从本亦从标；阳明、厥阴之化既不从本也不从标，从化于中气。《素问·至真要大论》云："气有从本者，有从标本者，有不从标本者也。"

对此，唐代王冰作了解释："少阳之本火，太阴之本湿，本末同，故从本也……少阴之本热，其标阴，太阳之本寒，其标阳，本末异，故从本从标……阳明之中太阴、厥阴之中少阳，本末与中不同，故不从标本从乎中也。"张介宾亦言："要之五行之气，以木遇火，则从火化，以金遇土，则从湿化，总不离于水流湿火就燥，同气相求之义耳。"

王冰之解乍看似乎有理，标本同气，皆从本化，少阳之本火，太阴之本湿，本末同，故从本；但是阳明之本为燥金，本末之性质也是相同的，但王冰却不以视，但从本末与中不同而解从中，显然不合理。所以王冰、张介宾等但从气的属性归所从，不合《黄帝内经》之旨。标本中气的从化关系不是从气的属性而从，其生、其化更不是同气相求所表达的经意，应从五行之气生克规律找答案。

辰戌之岁，太阳司天，太阴在泉，气化运行先天。在天本气为寒，标以太阳，中气为少阴。《素问·六微旨大论》云："太阳之上，寒气治之，中见少阴"。少阴与太阳互为表里，寒与热相对，水与火互制，体现了阴阳平衡之理，天气平和；其发病，因为寒水克君火，寒热交争，故其发病特点从本、从标，《素问·至真要大论》云："太阳从本从标。"

卯酉之岁，阳明司天，少阴在泉，气化运行后天。在天本气为燥，标以阳明，中气为太阴。《素问·六微旨大论》云："阳明之上，燥气治之，中见太阴。"阳明与太阴互为表里，湿与燥相对，土与金相生，体现了阴阳相生之理，天气以燥为主。因为太阴湿土生阳明燥金，金之性为凉，故有清的特征，金之化为燥，故现燥的化象，金得湿土之生，显本性之清，但阳明燥金司天，气化之象更显，因此天气相对干燥。太阴湿土生阳明燥金，金藏于土，湿为本，此自然之理，故其发病，不从标本，从中气。《素问·至真要大论》云："阳明不从标本，从乎中也。"

寅申之岁，少阳相火司天，厥阴风木在泉，气化运行先天。在天本气为火，标以少阳，中气为厥阴。《素问·六微旨大论》云："少阳之上，火气治之，中见厥阴。"厥阴与少阳互为表里，木与火相生，体现了阴阳相生之理，天气以火热为主。厥阴风木生少阳相火，其发病，按照五行相生规律，母生子旺，且火见风则炽，此自然之理，加司天之气旺，故从本，《素问·至真要大论》云："少阳从本。"

丑未之岁，太阴湿土司天，太阳寒水在泉，气化运行后天。在天本气为湿，标以太阴，中气为阳明。《素问·六微旨大论》云："太阴之上，湿气治之，中见阳明。"太阴与阳明互为表里，湿与燥相对，土与金相生，体现了阴阳相生、相克之理，金之性为凉，故有清的特征，金之化为燥，故现燥的化象，金得湿土之生，显本性之清，天气相对清凉。太阴湿土生阳明燥金，金藏于土，湿为本，故其发病，从本。《素问·至真要大论》云："太阴从本。"

子午之岁，少阴君火司天，阳明燥金在泉，气化运行先天。在天本气为热，标以少阴，中气为太阳寒水。《素问·六微旨大论》云："少阴之上，热气治之，中见太阳。"少阴与太阳互为表里，寒与热相对，水与火相克，体现了阴阳相克之理，天气较为平和。

太阳寒水克少阴君火，其发病，如果按照生克规律，应从中气，但此少阴君火司天，中气克主无力，君火侮而行君令，寒热交争，故从本从标。《素问·至真要大论》云："少阴从本从标。"

巳亥之岁，厥阴风木司天，少阳相火在泉，气化运行后天。在天本气为风，标以厥阴，中气为少阳。《素问·六微旨大论》云："厥阴之上，风气治之，中见少阳。"厥阴与少阳互为表里，木与火相生，体现了阴阳相生之理，天气以火热为主。厥阴风木生少阳相火，其发病，按照生克规律，母生子旺，火见风则炽，故从中气。《素问·至真要大论》云："厥阴不从标本，从乎中也。"

（6）指导临床 《素问·至真要大论》云："知标与本，用之不殆，明知逆顺，正行无问。此之谓也。不知是者，不足以言诊，足以乱经。故《大要》曰：粗工嘻嘻，以为可知，言热未已，寒病复始，同气异形，迷诊乱经。此之谓也。夫标本之道，要而博，小而大，可以言一而知百病之害。言标与本，易而勿损，察本与标，气可令调，明知胜复，为万民式，天之道毕矣。"

标本中气反映了六气气化理论，人在气交之中，人的生理病理亦随着六气之化而发生不同的变化，疾病的发生亦与标本中气密切相关，我们要明辨标本中气的生化关系，以指导临床。凡治病，必知天地标本之为害，明其顺逆，方可言诊；以气之同异而求标本，当为粗工；标本之道，以小言大，以要言博，只有阴阳五行生克之理可以概括，方可以言一而知百病之害，标本之微，胜复之理，以应天道，天道者，阴阳五行生克之理也，故仲景明标本言伤寒，而知百病之为害。张介宾曰："六气之太过不及，解能为病，病之化生，必有所因，或从乎本，或从乎标，或从乎中气，知其所以，则治无险也。"博而约之，当自然界显示风气流行时，中气是少阳相火，厥阴从乎中气，出现少阳相火的特征，故从相火论治；当出现燥气流行时，中气是太阴湿土，阳明从乎中气，出现太阴湿土的症状，故从太阴湿土论治；当出现热气流行时，从乎本气，从热论治；当出现湿气流行时，从乎本气，从湿论治；当出现少阴君火、太阳寒水之象时，从本从标，根据寒热不同表现，从寒、热论治。明标本中气，诊之无过，用之不迨也。2017年10月下旬至11月上旬，阳明燥金司天，少阴君火在泉，主气为阳明燥金，客气为厥阴风木，五运主客皆为少羽，时值五之气之中气，作者发现，临床患者多伴有太阴湿土之象，舌苔多见白腻，体现了阳明从乎中气的特点，综合辨治，取得了明显的疗效。

79. 何为南政北政

《黄帝内经》南政、北政之说自王冰以后，其解释五花八门，各似有理，但均不能合理。

（1）关于南、北政治内容　南、北政论载于《素问·至真要大论》，讨论人体脉与天之相应关系。《素问·至真要大论》云："阴之所在寸口何如？岐伯曰：视岁南北，可知之矣……北政之岁，少阴在泉，则寸口不应；厥阴在泉，则右不应；太阴在泉，则左不应。南政之岁，少阴司天，则寸口不应；厥阴司天，则右不应；太阴司天，则左不应。"

《素问·至真要大论》云："帝曰：尺候何如？岐伯曰：北政之岁，三阴在下，则寸不应；三阴在上，则尺不应。南政之岁，三阴在天，则寸不应；三阴在泉，则尺不应。左右同。"

说明南政之岁、北政之岁人体的脉象表现是不同的。北政之岁，如果少阴君火在泉，那么表现在脉象特点在于寸口脉不应于人气；如果是厥阴风木在泉，则人体右侧寸口之脉与人气不应；如果是太阴湿土在泉，那么，寸口脉象表现则是左侧寸口之脉不应于人气。南政之岁，如果见司天为少阴君火，那么表现为寸口脉不应于人气；如果厥阴风木司天，那么人体右侧寸口脉不应于人气；如果是太阴湿土司天，则人体脉象表现人体左侧脉不应于人气。如果北政岁，太阴、少阴、厥阴三阴在泉，脉象仍表现为人体脉在寸不应；如果太阴、少阴、厥阴三阴司天，则太阳、阳明、少阳在泉，脉象表现出尺候不应于人气。南政岁，如果太阴、少阴、厥阴三阴司天，那么太阳、阳明、少阳在泉，脉象表现在寸口不应；如果太阴、少阴、厥阴三阴在泉，那么太阳、阳明、少阳司天，脉象则以尺脉不应人气。

（2）关于南政、北政的认识

1）王冰提出南政指甲己土运，为大多数医家所接受，但均为纸上谈兵，无一见证临床，无确考依据。

五运之行，源于天体运动，万物之象，五运是平等的，只是运行时序不同，应象不同，何以尊卑？六十甲子，岁运的轮转运行，五年之运，不可能有主有辅。以土生万物为尊，看似有理，但不经推敲。张景岳从其说，《类经图翼·南北政说》中说："南北政者，即甲己为南政，余为北政是也。"

2）清代医家张志聪所提出南政指戊癸火运，以离火为南，南政之岁居阳。张氏引八卦方位之理，非经《七篇大论》之本原，此说更是自以为是，把后人引向糊涂。

3）黄元御对南政北政也有独到的见解。《素问悬解·至真要大论》："南政北政，经无明训，旧注荒唐，以甲己为南政，其余八干为北政。天地之气，南北平分，何其北政之多而南政之少也。此真无稽之谈矣。以理推之，一日之中，天气昼南而夜北，是一日之南北政也。一岁之中，天气夏南而冬北，是一岁之南北政也。天气十二年一周，则三年在北，亥、子、丑。三年在东，寅、卯、辰。三年在南，巳、午、未。三年在西，申、酉、戌。在北则南面而布北方之政，是谓北政，天气自北而南升，故尺主在泉而寸主司天，在南则北面而布南方之政，是谓南政，天气自南而北降，故寸主在泉而尺主司天。六气以少阴为君，尺主在泉，故少阴在泉则寸不应，寸主司天，故少阴司天则尺不应，寸主在泉，故少阴司天则寸不应，尺主司天，故少阴在泉则尺不应。此南政北政之义也。天气在东，亦自东而西行，天气在西，亦自西而东行，不曰东西政者，以纯阴在九泉之下，其位为北，纯阳在九天之上，其位为南，故六气司天则在南，六气在泉则居北。司天在泉，可以言政，东西者，南北之间气，非天地之正位，不可以言政也。则自卯而后，天气渐南，总以南政统之，自酉而后，天气渐北，总以北政统之矣。"

4）陆筦泉提出黄道南纬为南政说，任应秋先生引陆氏观点并进一步阐释，指出南为黄道南纬，北为黄道北纬。杨力教授引任氏之说，并阐明以黄道划分南北政，是根据运气七篇而定的，运气理论是建立在古天文学基础上的，运气七篇非常注重太阳视运动，其南北方位的划分就是根据太阳视运动而定的。

（3）南政、北政之实质

1）面南、面北：要明白南政、北政之实质，首先要明白何为面南、面北，《素问·阴阳离合论》云："圣人南面而立，前曰广明，后曰太冲。"《素问·六微旨大论》又云："所谓气之标，盖南面而待也。"杨上善释曰："古者圣人欲法天、地、人三才形象，处于明堂，南面而立，以取法焉。"

面南、面北是面向南北吗？非也。面南、面北有其深层的天文学和传统的文化背景，是古人观察认识天地人和万物的方法论。伏羲作先天八卦以认识天体自然运行规律，以天为本，顺天论道，揭示大自然的规律，即是以面北观。古代认识天体规律的盖天学说，也是以面北观为方法论形成的天体理论。后天八卦则是以人为本，以人为中心，从自我的角度去认识世间的万事万物，总结社会和人体生命、疾病变化规律，以面南观来区别面北观，其深层天文学背景是浑天说、宣夜说，以说明人、万物和自然气候的变化特点的方法。古代君王坐北面南以视天下和群臣，群臣跪南面北以面君，百姓求天而面北。

在运气学说面南、面北是如何定位呢？《素问·五运行大论》云："所谓上下者，岁上下见阴阳之所在也。左右者，诸上见厥阴，左少阴右太阳；见少阴，左太阴右厥阴；见太阴，左少阳右少阴；见少阳，左阳明右太阴；见阳明，左太阳右少阳；见太阳，左厥阴右阳明。所谓面北而命其位，言其见也。帝曰：何谓下？岐伯曰：厥阴在上，则少阳在下，左阳明右太阴；少阴在上，则阳明在下，左太阳右少阳；太阴在上，则太阳在下，左厥阴右阳明；少阳在上，则厥阴在下，左少阴右太阳；阳明在上，则少阴在下，左太阴右厥阴；太阳在上，则太阴在下，左少阳右少阴。所谓面南而命其位，言其见也。"明确说明了观上（天）面北以命其位，观下（地）面南以命其位。刘温舒释曰："谓司天曰上，位在南方，则面北立，左右乃左西右东也。在泉曰下，位在北方。则面南立，左右乃左东右西也。"

面北而命其位，是对天的认识，其运行根据六气司天，左右间气轮转，顺天气的运行规律而论；面南是对地的认识，以六气在泉，左右间气轮换，是以人自我为中心的认识。

《黄帝内经》理论中"正立而待之"，即是面北观。如《素问·六微旨大论》曰："因天之序，盛衰之时，移光定位，正立而待之。"《素问·六节藏象论》："立端于始，表正于中，推余于终，而天度毕矣。"其"表正于中"，亦是面北而观天度。

面南而立，即是对地、人和自然万物的认识，《素问·阴阳离合论》所言："圣人南面而立，前曰广明，后曰太冲。"广明、太冲讲的是人体的部位，就很容易理解了。

天地交感是有规律的，厥阴在上，则少阳在下，少阴在上，则阳明在下，少阳在上，则厥阴在下，阳明在上，则少阴在下，太阳在上，则太阴在下，上为司天，下为在泉，上下阴阳之气相对呼应，天气不足，地气随之，地气不足，天气从之，天地交感，形成了气的左右、上下动态运动，人和万物在其中，所以平面图误导了后人的思维。

2）南政、北政：南政、北政，其身后的哲学思想和文化、天文背景，与面南、面北同出一辙，面南是臣位观，探讨在地之客观规律，面北是君位观，探讨天之客观规律，南政、北政亦然。

王冰及后世医家对南政、北政的误解还有一个原因就是没有深究《黄帝内经》对南政、北政所讲"视岁南北，可知之矣"。（《素问·至真要大论》）《黄帝内经》讲得非常清楚，视岁南北，而非视南北岁。视岁南北是一岁之中分南北，视南北岁则是不同之岁分南北，王冰及后世医家之误全在于此。

《素问·五运行大论》云："所谓上下者，岁上下见阴阳之所在也。"《素问·六元正纪大论》云："岁半之前，天气主之；岁半之后，地气主之。"岁半之前为上，岁半之后为下，上为司天，下为在泉，故岁半之前为北政，岁半之后为南政。南政、北政之义明。

80. 如何理解"之化之变"

变：指变动，转化。自然界一切事物达到一定的极限而改变原来的状态。《说文》："变，更也。"《广韵》："变，化也，通也。"《增韵》："变，转也。"《易·系辞上》："一阖一辟谓之变。""化而裁之谓之变"。《素问·天元纪大论》云："物极谓之变。"又云："动静相召，上下相临，阴阳相错，而变由生也。"

生长化收藏是自然界生物在五运六气作用下的正常变化过程。《素问·天元纪大论》云："太虚寥廓，肇基化元，万物资始，五运终天，布气真灵，揔统坤元，九星悬朗，七曜周旋，曰阴曰阳，曰柔曰刚，幽显既位，寒暑弛张，生生化化，品物咸章。"

化：指化生，正常的变化。《说文》："化，教行也。"《素问·天元纪大论》云："物之生谓之化。"化为变革、化生之意。

天干化五运：天干主五运之盛衰。《素问·五运行大论》云："土主甲己，金主乙庚，水主丙辛，木主丁壬，火主戊癸。"甲己化土，乙庚化金，丙辛化水，丁壬化木，戊癸化火。

地支化六气：即甲子中地支之六气变化。六气与十二支相配，称为

"十二支化气"。《素问·五运行大论》云："子午之上，少阴主之；丑未之上，太阴主之；寅申之上，少阳主之；卯酉之上，阳明主之；辰戌之上，太阳主之；巳亥之上，厥阴主之。"巳亥化厥阴风木，子午化少阴君火，丑未化太阴湿土，寅申化少阳相火，卯酉化阳明燥金，辰戌化太阳寒水。

六气之化：风热火湿燥寒六气之化可用三阴三阳识别，乃天气所化。《素问·天元纪大论》云："厥阴之上，风气主之；少阴之上，热气主之；太阴之上，湿气主之；少阳之上，相火主之；阳明之上，燥气主之；太阳之上，寒气主之。"风化厥阴，热化少阴，湿化太阴，火化少阳，燥化阳明，寒化太阳。

疾病的产生源于之化之变：《素问·至真要大论》云："夫百病之生也，皆生于风寒暑湿燥火，以之化之变也。"《素问·六微旨大论》："何谓邪乎？岐伯曰：夫物之生从于化，物之极由乎变，变化之相薄，成败之所由也。故气有往复，用有迟速，四者之有，而化而变，风之来也。"

《素问·六微旨大论》云："迟速往复，风所由生，而化而变，故因盛衰之变耳。成败倚伏游乎中，何也？岐伯曰：成败倚伏生乎动，动而不已，则变作矣……故非出入，则无以生长壮老已；非升降，则无以生长化收藏。是以升降出入，无器不有。故器者生化之宇，器散则分之，生化息矣。故无不出入，无不升降，化有小大，期有近远，四者之有，而贵常守，反常则灾害至矣。"又云："升已而降，降者谓天；降已而升，升者谓地。天气下降，气流于地；地气上升，气腾于天。故高下相召，升降相因，而变作矣。"

81. 何为君火以明，相火以位

关于"君火以明，相火以位"，历代医家注释不尽如人意，王冰注："君火在相火之右，但立名于君位，不立岁气，故天之六气，不偶其气以行，君火之政，守位而奉天之命，以宣行火令尔。以名奉天，故曰君火以名，守位禀命，故云相火以位。"谓君火不主岁气，故而火主岁之年，则由相火代之以宣行火令。《景岳全书·杂证谟·论君火相火之病》论云："经曰：君火以明，相火以位。此就火德辨阴阳，而悉其形气之理也。盖火本阳也，而阳之在上者，为阳中之阳，故曰君火；阳之在下者，为阴中之阳，故曰相火，此天地生成之道也。其在于人，则上为君火，故主于心；下为相火，故出于肾。主于心者，为神明之主，故曰君火以明。出于肾者，为发生之根，故曰相火以位。"张介宾以上下论君相二火，与人之心火肾火相对应。《素问直解·卷之六》云："五运者，五行也。六气者，亦五行也。六气之中，有二火，则君火以明，相火以位。君主神明，故曰以明；相主辅佐，故曰以位。"高士宗之解亦多牵强。当代李伟等认为："明"通"孟"，为起始之意，"位"通"立"，为终止之意。从文字训诂角度，"君火以明，相火以位"中之"明"字意为起始，而"位"字意为终止，乃是论述从君火开始而至相火终止的一个循环过程。在运气学说中君火为少阴，相火为少阳，而五运六气以六十甲子为一循环周期，始于甲子年，止于癸亥年。甲子年为少阴君火司天，阳明燥金在泉，癸亥年为厥阴风木司天，少阳相火在泉。故可知在六十年的一个完整的五运六气周期中，始于甲子年少阴君火司天，而止于癸亥年少阳相火在泉，此亦正是"君火以明，相火以位"的本原含义。此说似乎合理，但不是经文本义。

解释经文，应先看全文意宗，即全文要表达的宗旨，再看上下文联系，解文段内涵，解每句含义，释每文字义，综合全篇所论，方可解释经义。盖因古人传播不便，记录困难，故字简而义奥，一字而多义，尤以上古之文为甚。通常读其一字，要知其本义、象义和化义。

本文"帝曰：上下周纪，其有数乎？鬼臾区曰：天以六为节，地以五为制。周天气者，六期为一备；终地纪者，五岁为一周。君火以明，相火以位。五六相合，而七百二十气为一纪，凡三十岁。千四百四十气，凡六十岁而为一周。不及太过，斯皆见矣。"全篇论天地运行规律，此段上文论"上下相召"，下文为结束语，全段用三句话论天地之气的一年、一纪、一周运行规律。第一句："天以六为节，地以五为制。周天气者，六期为一备；终地纪者，五岁为一周。"论述了一年天地之气的运行，天气运行有六步节律，地气运行尊五行规律；天气运行一年，完成六步之化；地气运行一周，终五行之运。关键是此处"五岁为一周"，是五年一周吗，肯定不是，地气运行一周，需木火土金水五行太过不及十年，故此"五岁为一周"乃一年之五运。而后面又论述了"六十岁而为一周"，所以，同为"一周"，含义不同。说完第一句，再说第三句："五六相合，而七百二十气为一纪，凡三十岁。千四百四十气，凡六十岁而为一周。"五运、六气相合，行七百二十气为一纪，共三十岁；一千四百四十气为一周，共六十年。说明了六十年一个甲子的天地之气运行规律。

　　而第二句话："君火以明，相火以位"是接上句还是接下句呢？从语义分析，显然是接上句。是说"少阴君火"始于清明，"少阳相火"顺其序位，告诉我们二火的运行顺序。《黄帝内经》本义，初之气始于立春，二之气则始于清明之节，《黄帝内经》是以节气定六气起始坐标，而不是其他。从文字分析，"明"为清明，"位"是运行之序位；"明"是文字化义，本义是"光亮"，化为节气之"清明"，以"明"指代清明；"位"的本义是"座位"，象义为"位置"，化义则为"顺序"。

五运六气

临床篇

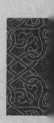

82. 运气象能通过脉诊表现出来吗

通常情况下，天地之气，胜复之作，不形于脉诊。《素问·五运行大论》云："帝曰：天地之气，何以候之？岐伯曰：天地之气，胜复之作，不形于诊也。《脉法》曰：天地之变，无以脉诊。此之谓也。"

但是间气可以脉诊候之。《素问·五运行大论》云："帝曰：间气何如？岐伯曰：随气所在，期于左右。帝曰：期之奈何？岐伯曰：从其气则和，违其气则病，不当其位者病，迭移其位者病，失守其位者危，尺寸反者死，阴阳交者死。先立其年，以知其气，左右应见，然后乃可以言死生之逆顺。"从间气则人体气血调和，不从其气则病，根据每年所见六气之不同，可以以脉诊之。

六气可以脉诊。《素问·至真要大论》云："厥阴之至其脉弦，少阴之至其脉钩，太阴之至其脉沉，少阳之至大而浮，阳明之至短而涩，太阳之至大而长。至而和则平，至而甚则病，至而反者病，至而不至者病，未至而至者病，阴阳易者危。"

标本中气是运气学说的重要理论，脉与标本中气亦有从与反的不同。《素问·至真要大论》云："帝曰：脉从而病反者，其诊何如？岐伯曰：脉至而从，按之不鼓，诸阳皆然。帝曰：诸阴之反，其脉何如？岐伯曰：脉至而从，按之鼓甚而盛也。是故百病之起，有生于本者，有生于标者，有生于中气者，有取本而得者，有取标而得者，有取中气而得者，有取标本而得者，有逆取而得者，有从取而得者。逆，正顺也；若顺，逆也。故曰：知标与本，用之不殆，明知逆顺，正行无问。此之谓也。不知是者，不足以言诊，足以乱经。"

83. 何为不应脉

运气司天在泉有应与不应之别，其诊要视岁南北，《素问·至真要大论》云："夫子言察阴阳所在而调之，论言人迎与寸口相应，若引绳小大齐等，命曰平，阴之所在寸口何如？岐伯曰：视岁南北，可知之矣。"

（1）脏气不应　六气司天，脏气各有上从，上从于天，而不应脏之本气。少阳司天，火气下临，肺气上从；阳明司天，燥气下临，肝气上从；太阳司天，寒气下临，心气上从；厥阴司天，风气下临，脾气上从；少阴司天，热气下临，肺气上从；太阴司天，湿气下临，肾气上从。

《素问·五常政大论》云："帝曰：善。其岁有不病，而脏气不应不用者何也？岐伯曰：天气制之，气有所从也……少阳司天，火气下临，肺气上从，白起金用，草木眚，火见燔焫，革金且耗，大暑以行，咳嚏鼽衄鼻窒，曰疡，寒热胕肿。风行于地，尘沙飞扬，心痛胃脘痛，厥逆膈不通，其主暴速。阳明司天，燥气下临，肝气上从，苍起木用而立，土乃眚，凄沧数至，木伐草萎，胁痛目赤，掉振鼓栗，筋痿不能久立。暴热至，土乃暑，阳气郁发，小便变，寒热如疟，甚则心痛，火行于稿，流水不冰，蛰虫乃见。太阳司天，寒气下临，心气上从，而火且明，丹起金乃眚，寒清时举，胜则水冰，火气高明，心热烦，嗌干善渴，鼽嚏，喜悲数欠，热气妄行，寒乃复，霜不时降，善忘，甚则心痛。土乃润，水丰衍，寒客至，沉阴化，湿气变物，水饮内稿，中满不食，皮㿹肉苛，筋脉不利，甚则胕肿身后痈。厥阴司天，风气下临，脾气上从，而土且隆，黄起水乃眚，土用革，体重肌肉萎，食减口爽，风行太虚，云物摇动，目转耳鸣。火纵其暴，地乃暑，大热消烁，赤沃下，蛰虫数见，流水不冰，其发机速。少阴司天，热气下临，肺气上从，白起金用，草木眚，喘呕寒热，嚏鼽衄鼻窒，大暑流行，甚则疮疡燔灼，金烁石流。地乃燥清，凄沧数至，胁痛善太息，肃杀行，草木变。太阴司天，湿气下临，肾气上从，黑起水变，埃冒云雨，胸中不利，阴痿气大衰而不起不用。当其时反腰脽痛，动转不便也，厥逆。地乃藏阴，大寒且至，蛰虫早附，心下痞痛，地裂冰坚，少腹痛，时害于食，乘金则止水增，味乃咸，行水减也。"

脏气上从，即所在脏气上应于司天之气，掩盖了所在脏气本身的真象，表现出司天之气的脉象特征，是为脏气不应。

（2）不应脉　脏气不应本气而上从于司天之气，脉象不应脏气而应于天，是为不应脉。

《素问·至真要大论》云："北政之岁，少阴在泉，则寸口不应；厥阴在泉，则右不应；太阴在泉，则左不应。南政之岁，少阴司天，则寸口不应；厥阴司天，则右不应；太阴司天，则左不应。"又曰："帝曰：尺候何如？岐伯曰：北政之岁，三阴在下，则寸不应；三阴在上，则尺不应。南政之岁，三阴在天，则寸不应；三阴在泉，则尺不应。左右同。"

南政、北政之岁，其脉象不应是不同的，司天、在泉不同，寸口脉象不应各异。寸候：北政之岁，少阴在泉，则寸口不应；厥阴在泉，则右不应；太阴在泉，则左不应。南政之岁，少阴司天，则寸口不应；厥阴司天，则右不应；太阴司天，则左不应。尺候：北政之岁，三阴在下，则寸不应；三阴在上，则尺不应。南政之岁，三阴在天，则寸不应；三阴在泉，则尺不应。左右同。

（3）不应在寸尺　不应脉的一个特点，是不应脉全体现于寸和尺。右寸在五脏应肺，在天应阳明燥金；右尺在人应肾，在天应太阳寒水。不应脉为什么不应在寸和尺？不应在尺《黄帝内经》交代很清楚，但不应在寸则令人疑惑，寸候是单指寸吗？从经文语义分析，寸应该是寸口，包括寸关尺。

后人将天地六气，人之三阴三阳之气，五脏六腑之气，皆从寸口脉诊，体现五行生长之序。《难经本义》云："右寸手太阴、阳明金，生左尺足太阳、少阴水。太阳、少阴水，生左关足厥阴、少阳木。厥阴、少阳木，生左寸手太阳、少阴火。太阳、少阴火，通右尺手心主少阳火。手心主、少阳火，生右关足太阴、阳明土，复生右寸手太阴、阳明金。此皆五行子母更相生养者也。"

（4）审三阴 《素问·至真要大论》所论之脉全以三阴为前提。北政之岁，三阴在泉，则三阳司天。厥阴在泉，少阳司天，寸口体现少阳之气化特点，不应脉在左关；少阴在泉，则阳明司天，寸口体现阳明之气化特点，不应脉在右寸；太阴在泉，则太阳司天，体现太阳的气化特点，不应脉在左寸。南政之岁，少阴司天，是以不应脉在左寸；厥阴司天，不应脉在左关；太阴司天，不应脉在右寸。如此，则明白了不应脉审三阴的道理。

（5）左右脉 在尺候，"北政之岁，三阴在下，则寸不应；南政之岁，三阴在天，则寸不应"。这两句与寸候所论是同一个意思，放在尺候再论，易让学者迷惑，应甄别。北政之岁，三阴在上，则尺不应。南政之岁，三阴在泉，则尺不应。这才是尺候的根本，而且左右同。

（6）尺不应 北政之岁，三阴在上，说明六气客气三阴在上，司天之气为太阴，讲的是太阴司天之政，丑未之岁的上半年。左右尺不应于脏气，而应于天气，如《素问·五常政大论》云："太阴司天，湿气下临，肾气上从。"太阳之象不显，应以左尺为主，表现湿气之象。

南政之岁，三阴在泉，则尺不应，说明六气客气三阴在下，则三阳在上，说的是太阳司天之政，辰戌之岁的下半年。

左右尺不应于脏气，而应于天气，如《素问·五常政大论》："太阳司天，寒气下临，心气上从。"应以右尺为主，心主之象不显，表现寒水之象。

左右同，经论在尺候之后，说明尺候不应脉左右相同，这是为什么？需要临证检验。

（7）寸口脉不应

1）北政之岁：《素问·至真要大论》云："北政之岁，少阴在泉，则寸口不应。"少阴在泉，则阳明司天，是卯酉岁的上半年。《素问·五常政大论》云："阳明司天，燥气下临，肝气上从。"肝气上从，不应于肝脉，左侧寸口显示阳明燥金之象。

《素问·至真要大论》云："厥阴在泉，则右不应。"说明是少阳司天之政，寅申岁的上半年。《素问·五常政大论》云："少阳司天，火气下临，肺气上从。"为什么是右不应呢？这似乎容易理解，右寸为脏气之肺脉，肺气上从，不应脏气应少阳相火之象。

《素问·至真要大论》云："太阴在泉，则左不应。"说明是太阳司天之政，辰戌之岁的上半年。《素问·五常政大论》云："太阳司天，寒气下临，心气上从。"为什么左寸不应呢？左寸在脏气为心之脉，心气上从，故应于太阳寒水之象。

2）南政之岁：《素问·至真要大论》云："南政之岁，少阴司天，则寸口不应。"说明子午之岁的下半年，寸口不应。《素问·五常政大论》云："少阴司天，热气下临，肺气上从。"寸口不应在右寸肺脉，显示少阴君火之象。

《素问·至真要大论》云："厥阴司天，则右不应。"说明巳亥之岁下半年，右寸不应。《素问·五常政大论》云："厥阴司天，风气下临，脾气上从。"寸口不应在右关脾脉，显现厥阴风木之象。

《素问·至真要大论》云："太阴司天，则左不应。"说明丑未之岁下半年，左寸不应。《素问·五常政大论》云："太阴司天，湿气下临，肾气上从。"左寸不应是为左寸口不应，左侧尺脉不应肾气，显示太阴湿土之象。

《黄帝内经》不应脉表现在不同的年份，与司天和六气客气密切相关，南政北政各有不同，有其理论基础，但许多问题没有交代清楚，且至今没有临床验证，很多问题需要进一步探索和在实践中研究。

（8）不应脉之诊　《素问·至真要大论》云："诸不应者，反其诊则见矣。"王冰释曰："不应皆为脉沉，脉沉下者，仰手而沉，覆其手，则沉为浮，细为大也。"后世临证多宗其说，王肯堂《医学穷源集》有多则验案以沉脉按之以脉不应。从经道而言，不应脉为天气之脉象，脏气之不应，以反手其诊和以沉脉之诊都缺乏科学的道理，反其诊则见，应该理解为鉴别脏气之不应，其实《黄帝内经》自有答案，《素问·至真要大论》云："脉从而病反者，其诊何如？岐伯曰：脉至而从，按之不鼓，诸阳皆然。"说明了不应脉之诊，应该以反向思维去认识，脉从司天而不显脏气。不应脉之诊，需要大家共同验证。

84. 如何理解病机十九条

《素问·至真要大论》云："帝曰：善。夫百病之生也，皆生于风寒暑湿燥火，以之化之变也。经言盛者泻之，虚者补之，余锡以方士，而方士用之，尚未能十全，余欲令要道必行，桴鼓相应，犹拔刺雪污，工巧神圣，可得闻乎？岐伯曰：审察病机，无失气宜。此之谓也。帝曰：愿闻病机何如？岐伯曰：诸风掉眩，皆属于肝；诸寒收引，皆属于肾；诸气膹郁，皆属于肺；诸湿肿满，皆属于脾；诸热瞀瘛，皆属于火；诸痛痒疮，皆属于心；诸厥固泄，皆属于下；诸痿喘呕，皆属于上；诸禁鼓栗，如丧神守，皆属于火；诸痉项强，皆属于湿；诸逆冲上，皆属于火；诸胀腹大，皆属于热；诸躁狂越，皆属于火；诸暴强直，皆属于风；诸病有声，鼓之如鼓，皆属于热；诸病胕肿，疼酸惊骇，皆属于火；诸转反戾，水液浑浊，皆属于热；诸病水液，澄澈清冷，皆属于寒；诸呕吐酸，暴注下迫，皆属于热。故《大要》曰：谨守病机，各司其属，有者求之，无者求之，盛者责之，虚者责之，必先五胜，疏其血气，令其调达，而致和平。此之谓也。"

病机十九条讨论的确是六气病机，非六气主客病机，亦非五运病机。理由如下：

首先，通观全段，病机十九条上文接"审察病机，无失气宜"，再上文接"夫百病之生也，皆生于风寒暑湿燥火，以之化之变也"。全段一体，说的是风寒暑湿燥火六气，之化之变所产生的病机。

再次，通观全篇，《素问·至真要大论》讨论了岁主、司天、在泉、天气之变、邪气反胜、六气相胜、六气之复、客主之胜复、六气标本中气等各种症状、发病之机和治则，六气主客胜复都已论述，故病机十九条不是六气主客病机。

如何分析病机十九条？

首先看上下：《素问·至真要大论》云："诸厥固泄，皆属于下；诸痿喘呕，皆属于上。"何为上、下？《素问·至真要大论》云："气之上下何谓也？岐伯曰：身半以上，其气三矣，天之分也，天气主之；身半以下，其气三矣，地之分也，地气主之。以名命气，以气命处，而言其病。半，所谓天枢也。故上胜而下俱病者，以地名之；下胜而上俱病者，以天名之。"上指天气，故"诸痿喘呕，皆属于上"即各种喘、呕、痿症，大都病发于天气。下指地气，故"诸厥固泄，皆属于下"即各种厥逆、二便不通、二便失禁的病症，大都病发于地气。

天地之气为发病之机。

看前六条，为六气之化的表现。何为化？化指化生，六气如果没有制约，可以化生疾病。《素问·至真要大论》云："诸风掉眩，皆属于肝；诸寒收引，皆属于肾；诸气膹郁，皆属于肺；诸湿肿满，皆属于脾；诸热瞀瘛，皆属于火；诸痛痒疮，皆属于心。"厥阴风木所化，表现眩晕、抽搐、振摇等症状，从于肝脏发病；太阳寒水所化，表现出寒冷、收缩等症状，从于肾脏发病；阳明燥金所化，表现出各种气喘、气胀、气急、气上、胸闷、呼吸不利症状，从于肺脏发病；太阴湿土所化，表现出各种湿阻、浮肿、胀满症状，从于脾脏发病；少阳相火所化，表现出各种发热、昏蒙、抽搐症状，属于火的病机；少阴心火所化，表现出各种疼痛、疮疡、瘙痒症状，从于心脏发病。

看后十一条，则是六气之变的病机。何为变，变为转化，当六气超过了正常的限度，则向其深层、甚至相反转化。

属于风的病机一条："诸暴强直，皆属于风。"各种突然发作的肢体强直，都是厥阴风木所为。

属于火的病机四条："诸禁鼓栗，如丧神守，皆属于火"；"诸逆冲上，皆属于火"；"诸躁狂越，皆属于火；诸病胕肿，疼酸惊骇，皆属于火"。各种口噤不开、寒栗颤抖，如同神不守舍，各种气逆上冲的病症，各种烦躁、狂乱、不能自主的病症，各种下肢浮肿、疼痛酸楚、惊吓、恐惧的病症，都是少阳相火（火）所为。

属于热的病机四条："诸胀腹大，皆属于热"；"诸病有声，鼓之如鼓，皆属于热"；"诸转反戾，水液浑浊，皆属于热"；"诸呕吐酸，暴注下迫，皆属于热"。多种肿胀、腹部胀大的病症，各种呻吟、膨胀如鼓的病症，各种抽筋、角弓反张、肢体屈伸不能、排出混浊水液病症，各种呕吐、代谢物发酸、急性腹泻，泄下如注、肛门急迫的病症，都是少阴君火（热）所为。

属于湿的病机一条："诸痉项强，皆属于湿。"各种痉、颈项强直的病症，都是太阴湿土（湿）所为。

属于寒的病机一条："诸病水液，澄澈清冷，皆属于寒。"各种水液代谢物，澄彻清冷的病症，都是太阳寒水（寒）所为。

可以看出，此六气之变的症状都比较重，是疾病向深层的转化，故为六气之变。也与六气主客胜复等症状表现明显不同。

病机十九条表达了风寒暑湿燥火六气之化之变的症状特点和发病病机，

运气发病从于五脏，治疗应从五脏、六淫论治，药用四气五味，"谨守病机，各司其属，有者求之，无者求之，盛者责之，虚者责之，必先五胜，疏其血气，令其调达，而致和平。"

刘完素一生研究《黄帝内经》，把病机十九条归类于五运病机和六气病机，现在看来，是不准确的。

85. 何为天地人病时系统辨证理论

五运六气理论体现了中医学天人相应学术思想，以天地人之气相感，探讨天地人之变与化，不正常的交感变化使人产生疾病，反映于人的脏腑经络、三阴三阳、气血阴阳变化，表现寒热虚实等系列病理反应，归之于病脉证象并确定有效的治疗方法。天地人病时系统辨证理论为作者在继承经典理论的基础上提出。

（1）辨天　也可称辨天时、辨运气。天时之辨体现了中医学天人相应的理论基础。《素问·气交变大论》云："五运更治，上应天期，阴阳往复，寒暑迎随，真邪相薄，内外分离……《上经》曰：夫道者，上知天文，下知地理，中知人事，可以长久……善言天者，必应于人。"中医学的理论渊源为五运六气理论，我们按照五运六气理论应天而辨证，根据不同的运气特点，辨岁运、主运、客运、主气、客气，并根据其相互关系，结合标本中气理论，探讨天体运行所产生的气象特点对人体生理和疾病所产生的影响。

为了全面、准确地把握全年气化特征，还应将运与气结合起来，统一进行分析，称为运气相合。根据中运与司天、在泉之气的五行属性之异同，运气相合分为运气同化、运气异化、平气三类，其中运气同化有天符、岁会、同天符、同岁会、太乙天符五种；运气异化视其生克关系，分为顺化、天刑、小逆、不和四种。

《素问·天元纪大论》云："天有五行，御五位，以生寒暑热燥风，人有五脏化五气，以生喜怒思忧恐……寒暑燥湿风火，天之阴阳也，三阴三阳上奉之。"

1）辨岁运：运气理论认为，以六十年为一甲子，每年岁运各有不同，又称中运，中运说明全年天时气令特点，反映的是年与年之间的差异，以纪年的天干所化之运来表示，根据年干阴阳属性的不同，中运有太过、不及之分，不同的岁运会对人体和疾病产生影响。根据运气理论确定岁运，看岁运能够推测其对人体疾病可能产生的影响。如《素问·天元纪大论》云："甲己之岁，土运统之。"说明甲己之年为土运，其年湿气必胜，人体易发生与湿相关疾病；然后根据五运三纪，分辨岁运之太过、不及和平气，平气是表现出平和的气令变化，民病受天气影响较小。太过、不及则有较大的影响，如《素问·气交变大论》云："岁木太过，风气流行，脾土受邪。民病飧泄食减，体重烦冤，肠鸣腹支满……甚则忽忽善怒，眩冒巅疾……岁木不及，燥乃大行……胠胁痛，少腹痛，肠鸣溏泄……寒雨害物……脾土受邪。"如岁木太过之年，风气流行，木克土，则脾胃易受邪气；岁木不及之年，金克木，故燥气流行，土来侮之，则易发脾胃疾病。太过、不及皆会引发人体疾病，通过辨每年之岁运，以辨其太过，不及之变，则病症可见。

甲己之岁，土运统之；乙庚之岁，金运统之；丙辛之年，水运统之；丁壬之岁，木运统之，戊癸之年，火运统之，天干与五行相配，形成甲己土，乙庚金，丙辛水，丁壬木，戊癸火之辨；地支与三阴三阳、六元相配属，形成巳亥厥阴风木，子午少阴君火，丑未太阴湿土，寅申少阳相火，卯酉阳明燥金，辰戌太阳寒水之辨。

《素问·天元纪大论》云："甲己之岁，土运统之；乙庚之岁，金运统之；丙辛之年，水运统之；丁壬之岁，木运统之，戊癸之年，火运统之……子午之岁，上见少阴；丑未之岁，上见太阴；寅申之岁，上见少阳；卯酉之岁，上见阳明；辰戌之岁，上见太阳；巳亥之岁，上见厥阴……厥阴之上，风气主之；少阴之上，热气主之；太阴之上，湿气主之；少阳之上，相火主之；阳明之上，燥气主之；太阳之上，寒气主之。"

①辨岁运太过：五运三纪是指岁运之中按木、火、土、金、水归纳一年五时之主运、客运的正常与异常变化，根据天干属性进一步分辨太过、不及、平气。

太过有五："木曰发生，火曰赫曦，土曰敦阜，金曰坚成，水曰流衍。"（《素问·五常政大论》）。太过之年，各有特点：岁木太过，风气流行，脾土受邪；岁火太过，炎暑流行，肺金受邪；岁土太过，雨湿流行，肾水受邪；岁金太过，燥气流行，肝木受邪；岁水太过，寒气流行，邪害心火。

《素问·气交变大论》云："岁木太过，风气流行，脾土受邪。民病飧泄食减，体重烦冤，肠鸣腹支满……甚则忽忽善怒，眩冒巅疾……岁金太过，燥气流行，肝木受邪……岁水太过……寒气流行……邪害心火。"

以"发生"之纪说明五运太过的辨证。《素问·五常政大论》云："发生之纪……阳和布化，阴气乃随……其色青黄白，其味酸甘辛，其象春，其经足厥阴少阳，其脏肝脾……其病怒，太角与上商同，上徵则气逆，其病吐利……秋气劲切，甚则肃杀，清气大至……邪乃伤肝。"说明了发生之纪，主运与客运的不正常变化，与人之五色、五味、脏腑、经络相应，以帮助辨证。

②辨岁运不及：不及有五："木曰委和，火曰伏明，土曰卑监，金曰从革，水曰涸流。"（《素问·五常政大论》）。岁木不及，燥乃大行；岁火不及，寒乃大行；岁土不及，风乃大行；岁金不及，炎火乃行；岁水不及，湿乃大行。

《素问·气交变大论》云："岁木不及，燥乃大行，胠胁痛，少腹痛，肠鸣溏泄……寒雨害物……脾土受邪……心气晚治，上胜肺金……岁火不及，寒乃大行……岁土不及，风乃大行……岁金不及，炎火乃行……岁水不及，湿乃大行。"

③辨岁运平气：平气有五："木曰敷和，火曰升明，土曰备化，金曰审平，水曰静顺。"(《素问·五常政大论》)平气是表现出平和的气令变化，通过辨每年之岁运，观察气令变化对人体发病的影响，则病症可见。

2）辨五运：每个岁运根据天地的运行规律又分五运，五运按所主时间及变化周期分为主运、客运。主运反映一年五季的常规变化，以木、火、土、金、水为序，相应于春、夏、长夏、秋、冬五季，岁岁如此，居恒不移；客运用以表述各年五季气象变化的特殊规律，其序以年干所化之运为初之运，按五音相生之序，太少相间，推移五步，以十年为周期，年年不同。五运主客变化对人体疾病也会产生一定的影响，临床除要考虑主运、客运自身特点之外，还要考虑主客关系及其对人体和疾病的影响。

3）辨六气：六气的内容主要包括主气、客气，主气代表一年时节气象的常规变化，以五行相生之序，始于厥阴风木，顺次少阴君火、少阳相火、太阴湿土、阳明燥金，终于太阳寒水，固定不变，年年无异；客气代表一年时节气象的特殊变化，客气六步的次第，以年支所化之气为司天，位在三之气，其余各步按三阴三阳（厥阴→少阴→太阴→少阳→阳明→太阳）之序推演，周而复始。六气之辨包括主气、客气、客主加临。

辨司天：司天之气为天气，分左右二间气，在泉之气为地气，分左右二间气。辨天之六气即辨司天之气和其左右二间气，以司天之气为主。六气司天、在泉，六气主客之间相互作用对人体疾病的产生具有很大的影响，各种传染性疾病的发生都与此相关。

以太阳司天之政为例。《素问·六元正纪大论》云："太阳司天之政，气化运行先天，天气肃，地气静，寒临太虚，阳气不令，水土合德……民病寒湿，发肌肉萎，足痿不收，濡泄血溢。初之气，地气迁，气乃大温……民乃厉，温病乃作，身热头痛呕吐，肌腠疮疡。二之气……民病气郁中满，寒乃始。三之气……民病寒……故岁宜苦以燥之温之，必折其郁气，先资其化源，抑其运气，扶其不胜……用寒远寒，用凉远凉，用温远温，用热远热，食宜同法。"可见，太阳司天之政，寒气影响人体，易发寒湿之病，在初之气，因主气为厥阴的风木，风寒合德，易发瘟疫，结合客气、客运，则会变发不同的疾病。间气、六气胜复、郁发等辨病证方法与此相同，只不过司天纪岁，间气纪步而已。病、证（症）俱辨，治则治法明，药食同法。

辨在泉：运气理论主要以在泉来论地气之化。以阳明在泉为例说明辨病证方法。《素问·至真要大论》云："岁阳明在泉，燥淫所胜，则霿雾清暝。民病喜呕，呕有苦，善太息，心胁痛不能反侧，甚则嗌干面尘，身无膏泽，足外反热。"说明不同年份，在泉不同，地气特点不同，则人体产生疾病特征不同。

《素问·五运行大论》云："厥阴在上，则少阳在下，左阳明右太阴；少阴在上则阳明在下，左太阳，右少阳；太阴在上则太阳在下，左厥阴右阳明；少阳在上则厥阴在下，左少阴右太阳；阳明在上则少阴在下，左太阴右厥阴；太阳在上则太阴在下，左少阳右少阴。"

《素问·六元正纪大论》云："木火土金水，地之阴阳也，生长化收藏。"

《素问·六元正纪大论》云："岁半之前，天气主之，岁半之后，地气主之，上下交应，气交主之，岁纪毕矣。"

辨标本中气：六气中又须辨标本中气。风寒暑湿燥火是天气，为天之本气。三阴三阳上奉于天为气之标，与本气相互作用的气为中气，亦为标。标本中气通过六气与三阴三阳的从化关系，反映人的生理病理随着六气的不断变化而发生着不同的变化，因此，标本中气在运气辨证中也非常重要。

辨脉：至于天之六气与人之脉象，不以数推以象谓之。如《五运行大论》所云："天地阴阳者，不以数推以象之谓也……天地之气，胜复之作，不形于诊也。《脉法》曰：天地之变，无以脉诊。"因此，我们在辨天、地之气时，不以脉辨。但仍要知天之五运六气之脉象特征。《素问·至真要大论》云："北政之岁，少阴在泉，则寸口不应；厥阴在泉，则右不应；太阴在泉，则左不应。南政之岁，少阴司天，则寸口不应；厥阴司天，则右不应；太阴司天，则左不应。南政之岁，三阴在天，则寸不应；三阴在泉，则尺不应。左右同。"所以，在五运六气辨证时，应明脉之应与不应，以助病证之辨。

天时的辨证方法即五运六气理论的临床应用，可参看拙著《五运六气入门与提高十二讲》《三因司天方解读》《邹勇天地人病时系统辨证》。

（2）辨地　不同的方位、地域、同一地方的高下不同，对人体疾病的发生和影响都有不同。

1）辨地气：《素问·五常政大论》云："天不足西北，左寒而右凉，地不满东南，右热而左温……阴阳之气，高下之理，太少之异也……是以地有高下，气有温凉，高者气寒，下者气热，故适寒凉者胀，之温热者疮……西北之气散而寒之，东南之气收而温之，所谓同病异治也。"说明不同的地理环境，人秉地气有所不同，辨病辨证亦有不同。

同一地方的不同地域，辨证亦有区别。《素问·五常政大论》云："一州之气，生化寿夭不同……高下之理。地势使然也。崇高则阴气治之，污下则阳气治之。阳盛者先天，阴盛者后天，此地理之常，生化之道也。"

2）辨五方：中医理论以五行理论与五方相配，《素问·五运行大论》云："南方生热，热生火，火生苦，苦生心，心生血，血生脾……在体为脉，在脏为心……其变炎烁，其眚燔焫……热伤气，寒胜热。"说明了东南中西北五方气的变化与病证之辨。以北方为例。《素问·五运行大论》云："北方生寒，寒生水，水生咸，咸生肾，肾生骨髓，髓生肝。其在天为寒，在地为水，在体为骨，在气为坚，在脏为肾。其性为凛，其德为寒，其用为藏，其色为黑，其化为肃，其虫鳞，其政为静，其令霰雪，其变凝冽，其眚冰雹，其味为咸，其志为恐。恐伤肾，思胜恐；寒伤血，燥胜寒；咸伤血，甘胜咸。"因此，我国不同省份，不同的地区，临床辨证亦有所不同。

3）辨九州：《素问·五常政大论》云："委和之纪……其病摇动注恐……上宫与正宫同……眚于三……伏明之纪……其发痛，其脏心……眚于九。"三、九等数为九宫之数，应于九州，其辨病证不同。

（3）辨人　天地之阴阳、五运六气的异常变化可致人生病，人感受天之邪气，应于三阴三阳，阴阳气血，脏腑经络，正邪交争，反映出寒热虚实的病理变化，应于天地，变见于人，脉之可见。在人则辨病脉证。《素问·气交变大论》云："夫道者，上知天文，下知地理，中知人事，可以长久。"

辨人之病脉证原则，要审察病机，无失气宜；谨守病机，各司其属。《素问·至真要大论》云："夫百病之生也，皆生于风寒暑湿燥火，以之化之变也……审察病机，无失气宜……谨守病机，各司其属。有者求之，无者求之，盛者责之，虚者责之，必先五胜，疏其血气，令其调达，而致和平。"

人之辨病脉证方法与《黄帝内经》《伤寒论》同法，总结历代医家认识：包括人的性别、年龄、体质、物质基础、三阴三阳、升降出入、开阖枢等。

1）性别、年龄：不同的性别，发病特点不同，与男女体质和气血盛衰有关。如《素问·上古天真论》云："女子七岁，肾气盛，齿更发长……丈夫八岁，肾气实，发长齿更。"不同的年龄对疾病的发生也有影响，如《灵枢·天年》指出："五十岁，肝气始衰，肝叶始薄，胆汁始减，目始不明；六十岁，心气始衰，苦忧悲，血气懈堕，故好卧；七十岁，脾气虚，皮肤枯；八十岁，肺气衰，魄离，故言善误；九十岁，肾气焦，四脏经脉空虚；百岁，五脏皆虚，神气皆去，形骸独居而终矣。"

2）体质辨证：中医体质学说源于《黄帝内经》。《灵枢·寿夭刚柔》云：
"人之生也，有刚有柔，有弱有强，有短有长，有阴有阳。"《灵枢·通天》
云："太阴之人，多阴而无阳……少阴之人，多阴少阳…太阳之人，多阳而
少阴……少阳之人，多阳少阴……阴阳平和之人，其阴阳之气和，血脉调。"
《灵枢·营卫生会》云："壮者之气血盛，其肌肉滑，气道通，荣卫之行，不
失其常……老者其气血衰，其肌肉枯，气道涩，五脏之气相搏，其营气衰少
而卫气内伐。"

当代中医体质学快速发展，形成了一门独立的分支学科，融生物学、人
类学、人体的差异规律及其疾病发生、发展和演变的关系等问题为一体，构
成中医体质学的主要内容。体质与先天禀赋、后天营养密切相关，人生之
后，如患疾病，要充分考虑体质因素。

在运气体质辨证过程中，有人以出生日的干支来推求其体质与发病，这
样的结果只可能是人体质辨证的一个部分，因为体质和发病还与遗传、情
志、社会、发病时的各种因素密切相关，单从遗传角度来讲，其父母、祖父
母、外祖父母的体质基因都会对人的体质因素产生影响，不能唯出生日的干
支来推求体质与发病，综合考虑会更全面。

3）辨物质基础：人体生命的物质基础是气血阴阳。在此基础上，探讨
人患病后气、血、阴、阳的生理病理变化，进行辨证论治，是基于人体的辨
证论治模式。在这个层次上，不是辨气血阴阳津液疾病，而是探讨人体的生
命活动物质基础，通过调理人体的气血阴阳，达到气血顺、阴阳和的目的，
从而通过人体自身的气血阴阳调和而防病、治病。

4）三阴三阳辨证：人体的三阴三阳，指厥阴、少阴、太阴、少阳、阳
明、太阳，组成人体六气，《黄帝内经》《伤寒论》都是以三阴三阳为辨证基
础。《伤寒论》三阴三阳是在《黄帝内经》三阴三阳的基础上发展而形成的，
是对《黄帝内经》三阴三阳的继承和发展，其深层的物质基础是人体内的六

气，是构成生命的物质基础之一。三阴三阳辨证是人体辨证的深入，涉及升降出入、开阖枢等理论，将人体营卫气血、阴阳津液的物质基础进一步细化，与脏腑经络相对应，构成了人体动态的辨证论治体系。

5）辨升降出入：《素问·六微旨大论》云："出入废则神机化灭，升降息则气立孤危。故非出入，则无以生长壮老已；非升降，则无以生长化收藏。是以升降出入，无器不有。故器者生化之宇，器散则分之，生化息矣。故无不出入，无不升降，化有小大，期有近远，四者之有，而贵常守，反常则灾害至矣。"升降出入是气的运动形式，升降出入的变化，对疾病的发生产生影响，因此，临床辨证要重视气的升降出入。

6）辨开阖枢：开阖枢是人体三阴三阳之气的出入离合运动过程，是六经六气的开阖枢。人体之气分阴阳，阴阳之气各分三阴三阳，三阴三阳之气分属六经之中。太阳经中之气为太阳，阳明经中之气为阳明，少阳经中之气为少阳；太阴经中之气为太阴，厥阴经中之气为厥阴，少阴经中之气为少阴。阴阳处于阴平阳秘的动态平衡之中，三阴三阳之气，则同时也处于动态平衡之中。阴阳相伴而行，外为阳，三阳之离合：太阳为开，阳明为阖，少阳为枢；内为阴，三阴之离合也：太阴为开，厥阴为阖，少阴为枢。太阳开时，厥阴为阖；阳明阖时，太阴为开；少阳、少阴则起到枢机作用，实现阴平阳秘的动态运动；阴阳䡾䡾，积传一周，气里形表而为相成。如《素问·阴阳离合论》所言："是故三阳之离合也，太阳为开，阳明为阖，少阳为枢。三经者，不得相失也，搏而勿浮，命曰一阳……三阴之离合也，太阴为开，厥阴为阖，少阴为枢。三经者，不得相失也，搏而勿沉，名曰一阴。阴阳䡾䡾，积传一周，气里形表而为相成也。"说明人之三阴三阳之气循行于三阴三阳经脉之中，阴阳相属，阴阳气相贯，三阴三阳气之离与合，以开阖枢的形式，产生升降出入活动，是生命活动的保证，开阖枢不利，则发生疾病。

《素问·热论》云："伤寒一日，巨阳受之，故头项痛，腰脊强；二日阳明受之，阳明主肉，其脉侠鼻络于目，故身热，目疼而鼻干，不得卧也；三日少阳受之，少阳主胆，其脉循胁络于耳，故胸胁痛而耳聋。三阳经络皆受其病，而未入于脏者，故可汗而已。四日太阴受之，太阴脉布胃中，络于嗌，故腹满而嗌干；五日少阴受之，少阴脉贯肾络于肺，系舌本，故口燥舌干而渴；六日厥阴受之，厥阴脉循阴器而络于肝，故烦满而囊缩。三阴三阳，五脏六府皆受病，荣卫不行，五脏不通，则死矣。"说明三阴三阳经的受邪过程是先阳后阴，先三阳后三阴，这是因为阳在表、阴在里的原因，如此我们便理解了三阴三阳的离合出入运动以及机体抵抗外邪的发病顺序，也理解了阴阳之气在经脉中的运行规律。

（4）辨疾病　辨疾病包括辨病史、病因、病象、病机。

1）辨病史：辨病史要了解疾病发生的起始和发展、治疗过程。

2）辨病因：辨病因有内因、外因和其他因素。中医病因理论肇源于《黄帝内经》，明确提出三因辨证见于《金匮要略》，发展于陈无择《三因极一病证方论》。外因为邪，中医学"邪"的概念称为六淫，为六气之异常变化，乃风寒暑湿燥火者也。《素问·六微旨大论》云："亢则害"。《素问·六元正纪大论》："风胜则动，热胜则肿，燥胜则干，寒胜则浮，湿盛则濡泻。"《素问·五运行大论》曰："风伤肝……热伤气……湿伤内……热伤皮毛……寒伤血。"正气与邪气交争是疾病发生的根本原因。邪气之所以能侵害人体而发病，是因为正气虚弱，抗邪无力。人体正气强，气血阴阳盛，卫外固密，外邪难以入侵，内邪不能产生，就不会发生疾病。《素问遗篇·刺法论》云："正气存内，邪不可干。"当人体正气不足，脏腑气血阴阳失调，卫外不固，外邪可乘虚而入，或引发内邪，发生疾病。《素问·评热病论》云："邪之所凑，其气必虚。"《灵枢·百病始生》云："此必因虚邪之风，与其身形，两虚相得，乃客其形。"五运六气因素是影响人体发病的诱因，我们也可以称之为"运气因"，属于外因。

内因是人体体质、气血阴阳、三阴三阳、升降出入、开阖枢、情志等的变化。

其他因素如饮食劳倦、生活不节、房事过度、外伤、虫兽咬伤，瘟疫戾气、环境污染等，都要辨明。

3）辨病象：病象包括症象、色象、味象、舌象、脉象等。症象即症状表现，我国在远古即有疾病症状的描述，《黄帝内经》记载了大量的疾病症状，有些地方甚至以辨症论治。色象理论源于《黄帝内经》，《素问·脉要精微论》云："察五色，观五脏有余不足，六腑强弱，形之盛衰，以此参伍，决死生之分。"五色之辨对认识疾病也有重要的指导作用。五味亦是体内的外在表象，通过五味之象，可以测知脏腑病位。《素问·五脏生成》云："色味当五脏：白当肺、辛，赤当心、苦，青当肝、酸，黄当脾、甘，黑当肾、咸。故白当皮，赤当脉，青当筋，黄当肉，黑当骨"。舌象首见于《黄帝内经》，由后世医家丰富发展起来，《素问·刺热论》云："肺热病者，先淅然厥，起毫毛，恶风寒，舌上黄，身热。"我们通过临床观察发现，舌质多体现人体之本象，如体质、气血阴阳、五脏之象；舌苔多体现人体之标象，如外邪、六腑之化象。脉象理论在中医学的缘起和发展过程中始终是中医理论体系的核心，《素问·脉要精微论》云："脉为血之府也。"《伤寒杂病论》云："脉为血气之先见。"当代人结合现代科学，将脉象扩大应用，可谓对中医脉学理论的发展。我们的观点是遵循传统脉学思想，梳理历代脉学经验，沿袭传统脉象方法，体现传统中医特点。五运六气也是以象为表现的。自然界气候、物候的变化都是五运六气象的反应，我们可以称为"运气象"。在人体，也有明显的象反应。如表现厥阴风木的六气特征是，人体有情绪波动，烦躁易怒；阳明燥金的六气特征为，人有口干、口渴的表现。此外，中医理论中还有梦象和意象之辨，临证可以综合考虑。至于有人发挥卦象和数象，则要摒弃唯心，科学唯物。

4）辨病机：《素问·至真要大论》提出了病机十九条，医家代有发挥。中医病机的内涵有病位、病性和病势。

①病位：即疾病发生的部位。《黄帝内经》对病位的认识有脏腑、经络、三焦、内外皮腠表里、卫气营血、阴阳、三阴三阳等，《伤寒论》则在《黄帝内经》的基础上进一步发挥了半表半里、六经等。辨病位就是推断疾病发生在人体的位置。

脏腑、经络辨证根据中医脏象理论。脏象理论肇源于《黄帝内经》，"脏藏于内而象见于外"，是通过外象以推求疾病所在的脏腑、经络的方法。

六经辨证是当代人对《伤寒论》的发挥，是将外感病发生、发展过程中所表现的各种证候，以阴阳为总纲，归纳为三阳病证（太阳病证、阳明病证、少阳病证）、三阴病证（太阴病证、少阴病证、厥阴病证）两大类。六经的常见证候有太阳病证、阳明病证、少阳病证、太阴病证、少阴病证、厥阴病证。

卫气营血辨证由清代医家叶天士提出，《叶香岩外感温热篇》云："温邪上受，首先犯肺，逆传心包。肺主气属卫；心主血属营。辨营卫气血虽与伤寒同，若论执法，则与伤寒大异也。"又曰："大凡看法，卫之后方言气，营之后方言血。在卫汗之可也，到气才可清气；入营就可透热转气……入血就恐耗血动血，直须凉血散血。"以卫分、气分、营分、血分四个阶段说明说明温热病由浅入深，病情轻重及病邪传变规律。

清代吴塘提出三焦辨证，其在《温病条辨》中曰："凡病温者，始于上焦，在手太阴……温病由口、鼻而入，鼻气通于肺，口气通于胃。肺病逆传，则为心包。上焦病不治，则传中焦，中焦病不治，即传下焦，肝与肾也。始上焦，终下焦。"指出温热病的发生规律是始于上焦手太阴肺，终于下焦肝、肾，从浅到深，从上到下，从轻至重。

②病性：即疾病的性质，可以阴阳寒热虚实温凉风火统之。后世在《黄帝内经》《伤寒论》阴阳、表里、寒热、虚实的基础上，提出八纲辨证，明代张介宾对八纲做了全面论述，《景岳全书》以阴阳为二纲，以表、里、寒、热、虚、实为六变，以二纲统六变，作为辨证的纲领。当代祝味菊首提"八纲"概念，他在《伤寒质难》中说："所谓八纲者，阴、阳、表、里、寒、热、虚、实是也，古昔医工观察各种疾病之证候，就其性能之不同，归纳为八种纲要，执简驭繁，以应无穷之变。"我们认为，表里为病位；阴阳既可为病位，也是病性；风火寒热温凉既可是病因，也可是病性；虚实既可表现体质的强弱，又能表现疾病的性质。

③病势：即疾病发展的趋势或转化。《素问·平人气象论》云："脉从阴阳，病易已；脉逆阴阳，病难已。脉得四时之顺，曰病无他；脉反四时及不间藏，曰难已。"《素问·玉机真藏论》云："五脏相通，移皆有次。五脏有病，则各传其所胜"，又云："真肝脉至，中外急，如循刀刃责责然，如按琴瑟弦，色青白不泽，毛折乃死。"后世医家对病势转化辨证都很重视。我们在临床辨证中，结合现代医学手段，可以把握疾病发展趋势。

（5）辨时　辨时即辨发病和疾病加重或最重的时间。同一个病人或不同的疾病在不同的年份，对人体疾病的影响各有不相同；在一年中不同的季节，人体四时的阴阳之气亦不相同，春天阳长阴消，夏天阳气最盛，秋天阳消阴长，冬天阴气最盛，人体辨证特点亦各有异；一日之中不同的时辰，平旦阳气生，日中阳气隆，日西阳气虚，子夜阴气盛，阴阳消长的规律决定疾病的发生、传变和愈后，发病特点是不一样的，因此需要因时辨证。

《黄帝内经》记载了大量的时间发病规律。《素问·金匮真言论》云："东风生于春，病在肝，俞在颈项；南风生于夏，病在心，俞在胸胁；西风生于秋，病在肺，俞在肩背；北风生于冬，病在肾，俞在腰股；中央为土，病在脾，俞在脊。"《灵枢·根结》亦云："发于春夏，阴气多，阳气少……

发于秋冬，阳气少，阴气多。"《素问·六元正纪大论》云："先立其年以明其气，金木水火土运行之数，寒暑燥湿风火临御之化，则天道可见。"

《素问·六元正纪大论》云："气用有多少，化治有盛衰，衰盛多少，同其化也……风温春化同，热曛昏火夏化同，胜与复同，燥清烟露秋化同，云雨昏暝长夏化同，寒气霜雪冰冬化同。"《素问·气交变大论》云："火不及，夏有炳明光显之化，则冬有严肃霜寒之政，夏有惨凄凝冽之胜，则不时有埃昏大雨之复，其眚南，其脏心，其病内舍膺胁，外在经络……金不及，夏有光显郁蒸之令……其脏肺，其病内舍膺胁肩背，外在皮毛。"说明了四时之变与病证之辨。

《素问·至真要大论》云："寒暑温凉盛衰之用，其在四维，故阳之动，始于温，盛于暑；阴之动，始于清，盛于寒。春夏秋冬，各差其分……其脉应皆何如……春不沉，夏不弦，冬不涩，秋不数，是谓四塞。沉甚曰病，弦甚曰病，涩甚曰病，数甚曰病。"四时之变显于脉，应该病脉证并辨。

《伤寒论》更是发《黄帝内经》之未发，对疾病的发病时间辨证论治，如第186条："伤寒三日，阳明脉大。"第270条："伤寒三日，三阳为尽，三阴当受邪。"第23条："太阳病，得之八九日，如疟状。"第302条："少阴，病得之二三日，麻黄附子甘草汤。"第7条："发于阳，七日愈；发于阴，六日愈。"第271条："伤寒三日，少阳脉小者，欲已也。"对病欲解时的论述如："太阳，病欲解时，从巳至未上"，提出了六经病欲解时的规律，并论述了大量的与发病与病情转化的时间规律。

86. 《素问》七篇大论治则治法有哪些

《素问·七篇大论》详细论述了在五运六气指导下的治则治法。强调无失天信，无逆气宜；伏其所主，先其所因；谨候气宜，无失天机；谨守病机，各司其属；谨察阴阳所在，以平为期，以所在寒热盛衰而调之；疏其血气，令其调达，调气以平之；经络以通，血气以从；无代化，无违时，必养必和，侍其来复，是谓至治等治则思想。

（1）伏其所主，先其所因　七篇大论强调因天、因地、因人的三因制宜。天气对地理、气候、人气的影响，是发病的主要原因。《素问·气交变大论》云："夫道者，上知天文，下知地理，中知人事，可以长久。本，气位也。位天者，天文也。位地者，地理也。通于人气之变化者，人事也。故太过者先天，不及者后天，所谓治化而人应之也。"

1）无失天信，因时制宜，所从于气：先立其年，无失天信，根据五运六气，四时变化，所从于气，无翼其胜，无赞其复。

《素问·五常政大论》云："天气制之，气有所从也……不知年之所加，气之同异，不足以言生化。"又云："必先岁气，无伐天和。"《素问·六元正纪大论》云："先立其年以明其气，金木水火土运行之数，寒暑燥湿风火临御之化，则天道可见，民气可调，阴阳卷舒。"又云："郁极乃发，待时而作也。"又云："夫六气者，行有次，止有位，故常以正月朔日平旦视之，睹其位而知其所在矣……岁半之前，天气主之，岁半之后，地气主之，上下交互，气交主之……无失天信，无逆气宜，无翼其胜，无赞其复，是谓至治。"《素问·至真要大论》云："春夏秋冬，各差其分。"

2）同病异治，因地制宜

根据地理方位高下不同，同病异治。《素问·五常政大论》云："天不足西北，左寒而右凉，地不满东南，右热而左温……阴阳之气，高下之理，太少之异也……是以地有高下，气有温凉，高者气寒，下者气热……西北之气散而寒之，东南之气收而温之，所谓同病异治也。"又云："一州之气，生化寿夭不同……高下之理，地势使然也。"《素问·六元正纪大论》云："至高之地，冬气常在；至下之地，夏气常在。必谨查之。"

3）秉气不同，因人制宜

根据人的体质秉性，五味所喜脏腑，辨证施治。《素问·五运行大论》云："寒湿燥湿风火，在人合之。"《素问·六微旨大论》指出："言人者，求之气也。"《素问·五常政大论》云："故治病者，必明天道地理，阴阳更胜，气之先后，人之寿夭，生化之期，乃可以知人之形气矣。"

《素问·至真要大论》进一步论述了五味入五脏所致疾病："夫五味入胃，各归所喜，故酸先入肝，苦先入心，甘先入脾，辛先入肺，咸先入肾，久而增气，物化之常也。气增而久，夭之由也。"

（2）谨候气宜，无失天机　根据岁运、司天、在泉、五运、六气及其相互关系，辨天论治。

1）岁运之治：要根据岁运的特点，制定药食五味的治则，折其郁气，资其化源，抑其运气，扶其不胜，用寒远寒，用凉远凉，用温远温，用热远热，谨察阴阳所在而调之，以平为期，正者正治，反者反治。以太阳之政为例。《素问·六元正纪大论》云："故岁宜苦以燥之温之，必折其郁气，先资其化源，抑其运气，扶其不胜，无使暴过而生其疾，食岁谷以全其真，避虚邪以安其正。适气同异，多少制之，同寒湿者燥热化，异寒湿者燥湿化。故同者多之，异者少之。用寒远寒，用凉远凉，用温远温，用热远热，食宜同法。有假者反常，反是者病，所谓时也。"

《素问·至真要大论》云："岁主藏害何谓？岐伯曰：以所不胜命之，则其要也。帝曰：治之奈何？岐伯曰：上淫于下，所胜平之，外淫于内，所胜治之。帝曰：善。平气何如？岐伯曰：谨察阴阳所在而调之，以平为期，正者正治，反者反治。"

2）司岁备物，平调藏害：根据岁运的气化特点，采集功效好气味专的药物。《素问·至真要大论》云："司岁备物……司气者主岁同，然有余不足也……非司岁物……散也，故质同而异等也，气味有薄厚，性用有躁静，治保有多少，力化有浅深……上淫于下，所胜平之，外淫于内，所胜治之。"

3）司天六淫所胜之治：司天之气，六淫所胜，各有治法。《素问·至真要大论》云："司天之气，风淫所胜，平以辛凉，佐以苦甘，以甘缓之，以酸泻之。热淫所胜，平以咸寒，佐以苦甘，以酸收之。湿淫所胜，平以苦热，佐以酸辛，以苦燥之，以淡泄之。湿上甚而热，治以苦温，佐以甘辛，以汗为故而止。火淫所胜，平以酸冷，佐以苦甘，以酸收之，以苦发之，以酸复之，热淫同。燥淫所胜，平以苦湿，佐以酸辛，以苦下之。寒淫所胜，平以辛热，佐以甘苦，以咸泻之。"

4）司天所胜之治：六气司天，为所胜之气所克制，《黄帝内经》给出了治法。《素问·至真要大论》云："风化于天，清反胜之，治以酸温，佐以甘苦。热化于天，寒反胜之，治以甘温，佐以苦酸辛。湿化于天，热反胜之，治以苦寒，佐以苦酸。火化于天，寒反胜之，治以甘热，佐以苦辛。燥化于天，热反胜之，治以辛寒，佐以苦甘。寒化于天，热反胜之，治以咸冷，佐以苦辛。"

5）在泉邪气所胜之治：六气在泉，邪气所胜，亦有治法。《素问·至真要大论》云："诸气在泉，风淫于内，治以辛凉，佐以苦，以甘缓之，以辛散之。热淫于内，治以咸寒，佐以甘苦，以酸收之，以苦发之。湿淫于内，治以苦热，佐以酸淡，以苦燥之，以淡泄之。火淫于内，治以咸冷，佐以苦辛，以酸收之，以苦发之。燥淫于内，治以苦温，佐以甘辛，以苦下之。寒淫于内，治以甘热，佐以苦辛，以咸泻之，以辛润之，以苦坚之。"

6）六气之治：六气之治，要顺应其气化特点。《素问·五运行大论》云："燥以干之，暑以蒸之，风以动之，湿以润之，寒以坚之，火以温之。"

①六气相胜：六气相胜之治。《素问·至真要大论》云："厥阴之胜，治以甘清，佐以苦辛，以酸泻之。少阴之胜，治以辛寒，佐以苦咸，以甘泻

之。太阴之胜，治以咸热，佐以辛甘，以苦泻之。少阳之胜，治以辛寒，佐以甘咸，以甘泻之。阳明之胜，治以酸温，佐以辛甘，以苦泄之。太阳之胜，治以甘热，佐以辛酸，以咸泻之。"

②六气之复：六气如被所胜克制太过，必有其所不胜之气来克之，谓六气之复。其治法：《素问·至真要大论》云："厥阴之复，治以酸寒，佐以甘辛，以酸泻之，以甘缓之。少阴之复，治以咸寒，佐以苦辛，以甘泻之，以酸收之，辛苦发之，以咸软之。太阴之复，治以苦热，佐以酸辛，以苦泻之，燥之，泄之。少阳之复，治以咸冷，佐以苦辛，以咸软之，以酸收之，辛苦发之。发不远热，无犯温凉，少阴同法。阳明之复，治以辛温，佐以苦甘，以苦泄之，以苦下之，以酸补之。太阳之复，治以咸热，佐以甘辛，以苦坚之。"

③六气胜复：六气胜复总的治则治法，以寒者热之，热者寒之，温者清之，清者温之，散者收之，抑者散之，燥者润之，急者缓之，坚者软之，脆者坚之，衰者补之，强者泻之。《素问·至真要大论》云："治诸胜复，寒者热之，热者寒之，温者清之，清者温之，散者收之，抑者散之，燥者润之，急者缓之，坚者软之，脆者坚之，衰者补之，强者泻之，各安其气，必清必静，则病气衰去，归其所宗，此治之大体也。"

④客主胜复：客主胜复的治疗原则：高者抑之，下者举之，有余折之，不足补之。《素问·至真要大论》云："客主之胜复……高者抑之，下者举之，有余折之，不足补之，佐以所利，和以所宜，必安其主客，适其寒温，同者逆之，异者从之。帝曰：治寒以热，治热以寒，气相得者逆之，不相得者从之，余以知之矣。其于正味何如？岐伯曰：木位之主，其泻以酸，其补以辛。火位之主，其泻以甘，其补以咸。土位之主，其泻以苦，其补以甘。金位之主，其泻以辛，其补以酸。水位之主，其泻以咸，其补以苦。厥阴之客，以辛补之，以酸泻之，以甘缓之。少阴之客，以咸补之，以甘泻之，以

咸收之。太阴之客，以甘补之，以苦泻之，以甘缓之。少阳之客，以咸补之，以甘泻之，以咸软之。阳明之客，以酸补之，以辛泻之，以苦泄之。太阳之客，以苦补之，以咸泻之，以苦坚之，以辛润之。开发腠理，致津液通气也。"

⑤标本：临证要详辨标本，治病求本，兼顾标病。标本兼治，治之不迨。《素问·至真要大论》云："气有高下，病有远近，证有中外，治有轻重，适其至所为故也……近者奇之，远者偶之，汗者不以奇，下者不以偶，补上治上制以缓，补下治下制以急，急则气味厚，缓则气味薄，适其至所，此之谓也。病所远而中道气味之者，食而过之，无越其制度也……寒热温凉，反从其病也……生于标者，治之奈何？岐伯曰：病反其本，得标之病，治反其本，得标之方。"

⑥主岁六气上下：临床还要考虑主岁六气上下之治。《素问·至真要大论》云："上下所主，随其攸利，正其味，则其要也，左右同法。《大要》曰：少阳之主，先甘后咸；阳明之主，先辛后酸；太阳之主，先咸后苦；厥阴之主，先酸后辛；少阴之主，先甘后咸；太阴之主，先苦后甘。佐以所利，资以所生，是谓得气。"

⑦五郁之治：郁发之气，亦有治法。《素问·六元正纪大论》云："木郁达之，火郁发之，土郁夺之，金郁泄之，水郁折之，然调其气，过者折之，以其畏也，所谓泻之。帝曰：假者何如？岐伯曰：有假其气，则无禁也。所谓主气不足，客气胜也。"

⑧六化分治，五脏所宜：临证要考虑六气之化，五脏所宜，确定治法。《素问·至真要大论》云："厥阴司天为风化，在泉为酸化，司气为苍化，间气为动化。少阴司天为热化，在泉为苦化，不司气化，居气为灼化。太阴司天为湿化，在泉为甘化，司气为黅化，间气为柔化。少阳司天为火化，在泉为苦化，司气为丹化，间气为明化。阳明司天为燥化，在泉为辛化，司气为

素化，间气为清化。太阳司天为寒化，在泉为咸化，司气为玄化，间气为藏化。故治病者，必明六化分治，五味五色所生，五脏所宜，乃可以言盈虚病生之绪也。"

（3）谨守病机，各司其属 《素问·至真要大论》云："谨守病机，各司其属，有者求之，无者求之，盛者责之，虚者责之。"

1）正治反治：《素问·至真要大论》云："帝曰：何谓逆从？岐伯曰：逆者正治，从者反治，从少从多，观其事也。"

正治，逆者正治。《素问·至真要大论》云："寒者热之，热者寒之，微者逆之，甚者从之，坚者削之，客者除之，劳者温之，结者散之，留者攻之，燥者濡之，急者缓之，散者收之，损者温之，逸者行之，惊者平之，上之下之，摩之浴之，薄之劫之，开之发之，适事为故。"

反治，从者反治。《素问·至真要大论》云："反治何谓？岐伯曰：热因寒用，寒因热用，塞因塞用，通因通用，必伏其所主，而先其所因，其始则同，其终则异，可使破积，可使溃坚，可使气和，可使必已。"

2）孕妇之治：只要邪气存在，孕妇同样辨机论治。《素问·六元正纪大论》云："有故无殒，亦无殒也。帝曰：愿闻其故何谓也？岐伯曰：大积大聚，其可犯也，衰其大半而止，过者死。"

3）上病下治，下病上治：临证要考虑病之上下所从，灵活选择治法。《素问·五常政大论》云："补上下者从之，治上下者逆之，以所在寒热盛衰而调之。故曰：上取下取……气反者，病在上，取之下；病在下，取之上；病在中，傍取之。"

4）外病内治，内病外治：病发内外，也要详细论治。《素问·至真要大论》云："病之中外何如？岐伯曰：从内之外者，调其内；从外之内者，治其外；从内之外而盛于外者，先调其内而后治其外；从外之内而盛于内者，先治其外而后调其内；中外不相及，则治主病。"又云："调气之方，必别阴阳，定其中外，各守其乡。内者内治，外者外治，微者调之，其次平之，盛者夺之，汗之下之，寒热温凉，衰之以属，随其攸利，谨道如法，万举万全，气血正平，长有天命。"

5）发表不远热，攻里不远寒：治疗要顺时，用药要根据时节选取寒热。《素问·六元正纪大论》云："欲不远寒，不远热奈何？岐伯曰：悉乎哉问也！发表不远热，攻里不远寒……不远热则热至，不远寒则寒至……时必顺之，犯者治以胜也。"

6）诸寒之而热者取之阴，热之而寒者取之阳：从阴阳求致病之属性，确定治法。《素问·至真要大论》云："诸寒之而热者取之阴，热之而寒者取之阳，所谓求其属也。"

7）季节寒热治则：《素问·六元正纪大论》云："用寒远寒，用凉远凉，用温远温，用热远热，食宜同法。"又云："热无犯热，寒无犯寒……时必顺之。"又云："寒热内贼，其病益甚。"但疾病是复杂多变的，有时要具体问题具体分析，有其证用其法，考虑季节而不泥于季节。

（4）治疗方法和目的

1）阴阳所在，以平为期：《素问·至真要大论》云："平气何如？岐伯曰：谨察阴阳所在而调之，以平为期，正者正治，反者反治。"又云："摩之浴之，薄之劫之，开之发之，适事为故。"

2）自得其位：《素问·六元正纪大论》云："自得其位，常化也。"

3）逆者从之，疏气令调：《素问·至真要大论》云："气调而得者何如？岐伯曰：逆之从之，逆而从之，从而逆之，疏气令调，则其道也。"

4）疏其血气，令其调达，气以平之：《素问·至真要大论》云："谨守病机，各司其属，有者求之，无者求之，盛者责之，虚者责之，必先五胜，疏其血气，令其调达，而致和平……五味阴阳之用何如？岐伯曰：……以所利而行之，调其气使其平也……气调而得者何如？岐伯曰：逆之从之，逆而从之，从而逆之，疏气令调，则其道也。"

5）通经络，和气血，无代化，无违时，必养必和，以待来复：《素问·五常政大论》云："化不可代，时不可违。夫经络以通，血气以从，复其不足，与众齐同，养之和之，静以待时，谨守其气，无使倾移，其形乃彰，生气以长，命曰圣王。"又："故《大要》曰：无代化，无违时，必养必和，待其来复。"

6）安主客，适寒温：《素问·至真要大论》云："佐以所利，和以所宜，必安其主客，适其寒温。"

7）无失天信，无逆气宜，无翼其胜，无赞其复：《素问·六元正纪大论》云："无失天信，无逆气宜，无翼其胜，无赞其复，是谓至治。"

87. 何为运气方，制方原则有哪些

运气方的概念：按照五运六气理论指导组方、临床应用的方剂，称为运气方。《黄帝内经》对运气制方理论和方法所论甚详，后世医家以此为理论基础多有发挥。

《黄帝内经》五运六气理论的制方原则：

（1）君臣佐使：《素问·至真要大论》云："方制君臣何谓也？岐伯曰：主病之谓君，佐君之谓臣，应臣之谓使。"张介宾释曰："主病者，对证之要药也，故谓之君。君者，味数少而分两重，赖之以为主也。佐君者谓之臣，味数稍多而分两轻，所以匡君之不逮也。应臣者谓之使，数可出入而分两更轻，所以备通行向导之使也。此则君臣佐使之义。"（《类经·论治类》）。君臣佐使的组方原则，成为中医方剂学的制方法则。在《素问·至真要大论》中出现君臣佐使，其本意是运气方的组方指导原则，历代医家用于指导方剂组方，并赋予普遍的指导意义。

（2）适大小为制：《素问·至真要大论》云："有毒无毒，所治为主，适大小为制……君一臣二，制之小也；君一臣三佐五，制之中也；君一臣三佐九，制之大也。"制方原则，要根据所治疾病，合理调配方剂的大小。

（3）奇偶之制：《素问·至真要大论》云："君一臣二，奇之制也；君二臣四，偶之制也；君二臣三，奇之制也；君二臣六，偶之制也。"奇偶之组方原则在当今已不被刻意重视。

（4）性味法则：《黄帝内经》运气组方完全遵循性味法则：即根据药食之五味及属性依据天地运气的异常变化，确定组方原则，体现了天地相通的道理。如"阳明司天之政……岁宜以咸以苦以辛，汗之清之散之，安其运气，无使受邪，折其郁气，资其化源。"（《素问·六元正纪大论》）

《素问·至真要大论》论述了司天、在泉、六气胜复、客主胜复等运气治法。如："诸气在泉，风淫于内，治以辛凉，佐以苦，以甘缓之，以辛散之……司天之气，风淫所胜，平以辛凉，佐以苦甘，以甘缓之，以酸泻之。"运气方药组方法则以性味为根本。

88. 如何临床应用运气方

《黄帝内经》提出了用方原则：

（1）调气以平：《素问·至真要大论》云："五味阴阳之用何如……以所利而行之，调其气使其平也。"又云："调气之方，必别阴阳。"通过药食五味的阴阳属性，针对疾病对人体气机的干预，调气机，达到人体阴阳之气之动态平衡。

（2）求其属：《素问·至真要大论》云："有病热者寒之而热，有病寒者热之而寒……诸寒之而热者取之阴，热之而寒者取之阳，所谓求其属也。"又云："谨守病机，各司其属。"说明用方的原则要根据发病特点，寻找病机属性，具体治法有正治、反治等。

（3）缓急原则：《素问·至真要大论》云："补上治上，制以缓；补下治下，制以急。急则气味厚，缓则气味薄，适其至所，此之谓也。"病在上，以气味薄的缓方治之；病在下，以气味厚的急方治之。

（4）奇偶原则：《素问·至真要大论》云："近者奇之，远者偶之，汗者不以奇，下者不以偶。"又云："近而奇偶，制小其服也；远而奇偶，制大其服也。大则数少，小则数多。多则九之，少则二之。"

奇属阳，偶属阴。在表在上在阳的疾病，制以奇方；在里在下在阴的疾病，制以偶方；发汗不用奇方，攻下不用偶方。刘完素曰："奇偶四制，何以明之？假令小承气调胃承气，为奇之小方也，大承气、抵当汤为奇之大方也，所谓因其攻下而为之用者如此；桂枝、麻黄为偶之小方，葛根、青龙为偶之大方，所谓因其发而用之者如此。"

（5）重方原则：《素问·至真要大论》云："奇之不去则偶之，是谓重方。"对治疗效果不理想的重症患者，采用奇偶并用的重方治疗。

（6）内外原则：《素问·至真要大论》云："从内之外者，调其内；从外之内者，治其外；从内之外而盛于外者，先调其内而后治其外；从外之内而盛于内者，先治其外而后调其内；中外不相及，则治主病。"

病发于内，先用方治内病；病发于外，先治外病；病发于内而盛于外，先治内，后治外；病发于外而盛于内，先治外，后治内。内外之分，则针对发病而论。

（7）灵活应用，不可拘泥：在运气理论指导下组方用药非常重要，《素问·六节藏象论》云："不知年之所加，气之盛衰，虚实之所起，不可以为工矣。"刘完素曰："不知运气而求医，无失者鲜矣。"明代李梴引张子和云："不通五运六气，检尽方书何济。"

运气的变化对人体发病有重要影响，但疾病的发生不能唯运气而论，疾病与社会、心理、体质、饮食、生活环境、意外等各种因素相关，以机体的阴阳气血气机变化为表现，象见于外。我们要科学辩证地运用运气方，《黄帝内经》七篇大论给出了明确答案，历代医家已经作出垂范。治病要辨证论治，针对疾病、病证、病机、病性、病位、病势、病因等，结合体质、运气等因素，辨气血阴阳之失调，虚实之所起，气机之逆乱，灵活准确选方用药，临床效果才会更好。

89. 三因司天方的制方法度是什么

三因司天方为陈言所创制，陈氏以五运六气理论为指导，制五运时气民病证治方十首，六气时行民病证治方六首，计十六方。清代缪问依据《黄帝内经》理论，根据自己的理解对运气方十六首做了方解，虽然有许多可取之处，但没有依据陈氏制方本原，对后学多有误导。其后王旭高作《运气证治歌诀》认为："揆其大旨，不出《内经》六淫治例，与夫五脏苦欲补泻之意。"其作歌诀及方解亦未能揆度陈氏制方之本意。

陈无择曰："夫五运六气，乃天地阴阳运行之常道也。五运流行，有太过不及之异；六气升降，则有逆从胜复之差。凡不合于德化政令者，则为变眚，皆能病人。"陈氏深谙《黄帝内经》五运六气之理，运气之异象，虽临床表现种种不同，但与司天、在泉、五运、六气一一相对，总能符合。

（1）五运时气民病证治方

1）临床表现取自《素问·气交变大论》

原文：凡遇六壬年，发生之纪，岁木太过，风气流行，脾土受邪，民病飧泄，食减，体重，烦冤，肠鸣，胁支痛。甚则忽忽善怒，眩冒癫疾。为金所复，则反胁痛而吐，甚则冲阳绝者死。

《素问·气交变大论》云："岁木太过，风气流行，脾土受邪。民病飧泄食减，体重烦冤，肠鸣腹支满，上应岁星。甚则忽忽善怒，眩冒巅疾。化气不政，生气独治，云物飞动，草木不宁，甚而摇落，反胁痛而吐甚，冲阳绝者死不治，上应太白星。"

2）依据《黄帝内经》五味理论制方

陈氏曰："凡六壬、六戊、六甲、六庚、六丙岁，乃木火土金水太过，五运先天；六丁、六癸、六己、六乙、六辛岁，乃木火土金水不及，为五运后天，民病所感，治之，各以五味所胜调和，以平为期。"又曰："夫五味各随其喜攻，酸先入肝，苦先入心，甘先入脾，辛先入肺，咸先入肾。"

以苓术汤为例：以茯苓、甘草甘平、白术甘温以温脾土，脾土实则肝邪不能伤，《金匮要略》云："见肝之病，知肝传脾，当先实脾"也；以半夏辛平，姜、草果之辛温培肺金以克肝木；以青皮之苦平、厚朴之苦温燥脾土之湿。青皮后世以为味酸，《本经》载橘柚"味辛温"，《证类本草》云"黄橘味辛，青橘味苦"，《宝庆本草折衷》谓"味苦平，无毒"。《素问·脏气法时论》云："脾苦湿，急食苦以燥之。"全方体现了陈无择应用《黄帝内经》治则，从脾肺论治的制方思想。

（2）六气时行民病证治方

1）临床表现取自《素问·六元正纪大论》

原文：寅申之岁，少阳相火司天，厥阴风木在泉，气化运行先天。初之气，少阴君火加厥阴木，民病温，气拂于上，血溢目赤，咳逆头痛，血崩胁满，肤腠生疮；二之气，太阴湿土加少阴君火，民病热郁，咳逆，呕吐，胸膈不利，头痛，身热，昏愦，脓疮；三之气，少阳相火加少阴君火（少阳相火），民病热中，聋瞑，血溢，脓，咳，呕，鼽嚏，衄，渴，呵欠，喉痹（痹），目赤，善暴死；四之气，阳明燥金加太阴湿土，民病腹满，身重；五之气，太阳寒水加阳明燥金，民避寒邪，君子周密。终之气，厥阴风木加太阳寒水，民病开闭不禁，心痛，阳气不藏而咳。治法，宜咸寒以平其上，辛温以治其内，宜酸，渗之，泄之，清之，发之。

《素问·六元正纪大论》云："凡此少阳司天之政，气化运行先天，天气正，地气扰，风乃暴举，木偃沙飞，炎火乃流，阴行阳化，雨乃时应，火木同德，上应荧惑岁星。其谷丹苍，其政严，其令扰。故风热参布，云物沸腾，太阴横流，寒乃时至，凉雨并起。民病寒中，外发疮疡，内为泄满。故圣人遇之，和而不争。往复之作，民病寒热疟泄，聋瞑呕吐，上怫肿色变。初之气，地气迁，风胜乃摇，寒乃去，候乃大温，草木早荣。寒来不杀，温病乃起，其病气怫于上，血溢目赤，咳逆头痛，血崩胁满，肤腠中疮。二之气，火反郁，白埃四起，云趋雨府，风不胜湿，雨乃零，民乃康，其病热郁于上，咳逆呕吐，疮发于中，胸嗌不利，头痛身热，昏愦脓疮。三之气，天政布，炎暑至，少阳临上，雨乃涯，民病热中、聋瞑血溢、脓疮咳呕、鼽衄渴嚏欠、喉痹目赤，善暴死。四之气，凉乃至，炎暑间化，白露降，民气和平，其病满，身重。五之气，阳乃去，寒乃来，雨乃降，气门乃闭，刚木早雕，民避寒邪，君子周密。终之气，地气正，风乃至，万物反生，霿雾以行。其病关闭不禁，心痛，阳气不藏而咳。抑其运气，赞所不胜，必折其郁气，先取化源，暴过不生，苛疾不起。故岁宜咸辛宜酸，渗之泄之，渍之发之，观气寒温以调其过，同风热者多寒化，异风热者少寒化，用热远热，用温远温，用寒远寒，用凉远凉，食宜同法，此其道也。有假者反之，反是者，病之阶也。"

2）六气时行民病治法

陈氏认为，"世谓之时气者，皆天气运动之所为也。今先次地理本气，然后以天气加临为标，有胜有复，随气主治，则悉见病源矣……凡一气所管六十日八十七刻半为本气，后以天之六气临御，观其逆从，以药调和，便上下合德，无相夺伦。"(《三因极一病证方论·六气叙论》)。又曰："司气以热，用热无犯；司气以寒，用寒无犯；司气以凉，用凉无犯；司气以温，用温无犯。司气同其主，亦无犯；异主，则少犯之，是谓四畏。若天气反时，可依时，及胜其主，则可犯，以平为期，不可过也。"(《三因极一病证方论·六气凡例》)。说明了六气之中，主气为本气，客气为标气，观其逆从；用热远热，用温远温，用寒远寒，用凉远凉，六气顺时，依天气；天气反时，依时气，以药调和，以平为期，不可过用，充分体现了《黄帝内经》治法。

3）六气时行民病证治制方

陈氏六气时行民病证治制方，则是在《黄帝内经》五味胜复理论的基础上，依据《素问·六元正纪大论》治则而设，以升明汤为例。

陈氏曰："宜咸寒平其上，辛温治其内，宜酸，渗之，泄之，渍之，发之。"《素问·六元正纪大论》云："故岁宜咸辛宜酸，渗之泄之，渍之发之。"方以紫檀香咸微辛以平其上火，泄之；酸枣仁之酸入厥阴风木以渍之；蔷蘼（蛇床子）味辛苦甘平、半夏、青皮、生姜之辛温苦平治其内以发之；甘草甘平、车前子甘寒以渗之。全方体现了宜咸辛，宜酸的治则。后世将蔷蘼与蔷薇混，蔷薇味酸温，在方中用之于理，亦可用。

自大寒至春分，少阴君火加厥阴木，加白薇苦平、玄参苦咸微寒以清火，以清之；自春分至小满，太阴土加少阴火，加丁香味辛温以治内，发越内火，以发之；自小满至大暑，少阳相火加相火，加漏芦苦咸寒、升麻甘苦平微寒、赤芍药甘温以清火，泄之，发之，清之；自大暑至秋分，阳明金加太阴土，加茯苓甘平以入土以渗之；自秋分至小雪，根据正方；自小雪至大寒，厥阴木加太阳水，加五味子酸温以温水柔木。渗之泄之，渍之发之毕见。

（3）三因司天方的针对性和局限性

陈氏制五运六气方十六首，具有明显的针对性。五运时气民病证治方即是针对《素问·气交变大论》所论述的五运之化，太过不及之年而制；六气时行民病证治方即是针对《素问·六元正纪大论》所论述的六个司天之政而设制。

其局限性显而易见。五运六气理论探讨的是天地人交感而产生的各种表现，司天、在泉、六气胜复、客主之胜复、地理之影响、标本中气的互相作用、郁气、常与变、正化异化等复杂多变，单纯十六首方剂不可能概治各种病证，因此临床应用要详加辨析。

陈氏制五运六气时行民病证治方十六首，充分依据了《黄帝内经》运气理论和五味生克规律，是对五运六气理论临床应用的大胆突破，我们要充分认识其论治规律和局限性，学习其制方法度，合理应用于临床。

90. 《太医局诸科程文格》运气方的制方原则有哪些

《太医局诸科程文格》（简称《程文》），为宋代何大任整理、编辑，于宋宁宗嘉定五年（1212）颁布并全国实施的宋代国家医学考试试题集。书中列运气9题，方9首。9首方剂灵活运用了《黄帝内经》理论为组方原则。

（1）宗《黄帝内经》，明运气治则 《程文》云："岁之运气何自而明，调之正味何自而知矣。考之《内经》有曰'先立其年，以明其气'。"

甲子年，上见少阴君火司天，中行太宫土运，下临阳明燥金在泉。为太过之年，土运有余，名敦阜之纪。《素问·五常政大论》云："其经足太阴阳明，其脏脾肾……其病腹满四肢不举，大风迅至，邪伤脾也。"

《程文》云："详此之岁，乃同地者温热化，宜用温热之药，治一岁之过衍。"《素问·六元正纪大论》云："甲子、甲午，其运阴雨，其化柔润时雨，其变震惊飘骤，其病中满身重……同地气者以温热化。"

甲子年其运阴雨，中行太宫土运，同地气，故宜温热化，宜用温热之药。可见，其制方原则源于内经理论。

（2）方制君臣 《素问·至真要大论》云："方制君臣何谓也？"岐伯曰："主病之谓君，佐君之谓臣，应臣之谓使，非上下三品之谓也。"

《程文》严格遵守了《黄帝内经》君臣佐使理论。如甲子年附子汤：附子为正，地胆为使；干姜为辅，术为辅；防风、地榆为之使。癸丑年人参汤：人参为正，茯苓为之使；术为辅，防风、地榆为之使；甘草为辅，术、干漆、苦参为之使。

（3）遵奇偶大小之制 《素问·至真要大论》云："君一臣二，奇之制也；君二臣四，偶之制也；君二臣三，奇之制也；君二臣六，偶之制也……君一臣二，制之小也；君一臣三佐五，制之中也；君一臣三佐九，制之大也。"

《程文》九首方剂，全为奇方，且为中、小之剂。如乙丑年附子汤：正一辅二奇方，君1臣2使药4，其7味药物为中之制；癸酉年升麻汤：正一辅二奇方，君1臣2仅3味药物。

（4）用本草，法《本经》《证类》《程文》对《神农本草经》和《证类本草》非常重视，其命题中有3题《神农本草经》，2题《证类本草》，9首运气方所用药物悉出于以上两本本草著作。

（5）以《黄帝内经》性味理论指导制方 以己巳年运气方细辛汤为例。《程文》云："己巳之年，上见厥阴风木司天，下见少阳相火在泉，中行少宫土运……宜以辛调上，以咸调下。"细辛汤：细辛为正，味辛，温，无毒；防风为辅，味甘、辛、温，无毒。泽泻为辅，味甘、咸、寒，无毒。组方用药充分体现了《黄帝内经》性味理论。

91. 汪机运气六方有哪些

明代汪机对运气理论卓有贡献，六气主病治例方载其《运气易览》。以六气主病治例制方，抓住了运气临证的关键。六首方剂制方深谙《黄帝内经》运气之理，如土胜风制燥并汤，根据《素问·至真要大论》："木位之主……其补以辛。"其用药能充分运用五味五行理论制方遣药，如风胜燥制火并汤川黄连一味，泻火抑母之甚，母者，木也，此实则泻子也。六气主病治例方用药还能考虑药物归经、功效和药物的炮制方法，如热制寒并汤肉桂去粗皮，此味入少阴心经，助热化以制金甚；风胜燥制火并汤，防风三钱，去芦，薄荷一钱，此二味散风之势。六气主病治例方6首，颇值得品味。

（1）风胜燥制火并汤　天南星二两半，北桔梗七钱半，小栀子一两（取仁），上三味入太阴肺经，助燥化其制风。川黄连八钱五分，此一味入少阴心经，泻火抑母之甚。母者，木也。此实则泻子也。青皮二钱半，引诸药至风胜之地。防风三钱（去芦），薄荷一钱，此二味散风之势。

上锉为粗末，每服七钱半，姜三片，水一大钟，煎至七分，去滓温服。

（2）水胜湿制风并汤　苍术二两（米泔浸），白术二两半（麦壳炒，去麦壳），甘草五钱（炙），上三味入足太阴脾经，助土以制水甚。吴茱萸五钱，乾姜五钱七分，此二味入厥阴肝经，泻水，少抑母甚。母者，水也，此实则泻子也。附子一钱一字，引诸药至水胜之地。

上锉为粗末，每服七钱，大枣一枚，水一钟，煎至七分，去滓温服。

（3）火胜寒制湿并汤　黄柏二两半（盐水炒），知母一两（去毛），上二味入少阴肾经，助寒化以制火甚。片黄芩五钱（酒炒），栀子仁小红者，此二味入太阴脾经，助湿化抑母甚。黄连一钱（姜汁炒），引诸药至火胜之地。

上锉为粗末，每服七钱，灯心七根，莲子五枚，水一碗，煎至七分，去滓温服。

（4）土胜风制燥并汤　川芎一两（去芦，米醋炒），《经》云："木位之主，其补以辛。"川芎味辛气温；当归一两半（酒洗），此二味入厥阴肝经，助风化，以制其湿。南星一两（汤泡一次），桑白皮七钱（蜜炙，去皮土），此二味泻燥夺母。大枣五枚，引诸药至湿胜之地。川萆薢八钱，以散其湿。

上锉为粗末，每服七钱，姜五大片，水一碗，煎至七分，去滓温服。

（5）热制寒并汤　肉桂二两（去粗皮），此味入少阴心经，助热化以制金甚。当归一两（半酒洗），此味助木生火以制燥甚。泽泻一两（去毛），此味入少阴肾经，泻寒以抑母甚。独活六钱，此味与泽泻颇同。桔梗三钱半，引诸药至燥胜之地。

上锉为粗末，每服六钱，水一碗，煎七分，去滓温服，燥易即止。

（6）火胜阴精制雾沤渍并汤　天门冬三两（蜜汤浸，去心），生地黄二两半（酒洗），此二味入阴经助水化以制热甚。柴胡五钱，连翘、黄芩各三钱，此三味入雾沤渎抑甚。地骨皮、黄柏各二钱半，此二味引诸药至热胜之地。

上锉为粗末，每服七钱，灯心一撮，水一碗，煎至七分，去滓温服。

92. 黄元御六气治法方是什么

黄元御为清代医学大家，传统文化功底深厚，其对运气理论认识独到，如厥阴风木：风者，厥阴木气之所化也，在天为风，在地为木，在人为肝。

足厥阴以风木主令，手厥阴心主以相火而化气于风木，缘木实生火，风木方盛，而火令未旺也。寥寥数语，画龙点睛，道出了厥阴风木天地人运气之机。其六气治法非常到位，处方用药充分体现了运气之机。

（1）治厥阴风木法：桂枝苓胶汤

甘草、桂枝、白芍、茯苓、当归、阿胶、生姜、大枣。

上热加黄芩。下寒加干姜、附子。

（2）治少阴君火法：黄连丹皮汤

黄连、白芍、生地、丹皮。

少阴病，水胜火负，最易生寒。若有下寒，当用椒、附。

（3）治少阳相火法：柴胡芍药汤

柴胡、黄芩、甘草、半夏、人参、生姜、大枣、白芍。

（4）治太阴湿土法：术甘苓泽汤

甘草、茯苓、白术、泽泻。

（5）治阳明燥金法：百合五味汤

百合、石膏、麦冬、五味。

（6）治太阳寒水法：苓甘姜附汤

甘草、茯苓、干姜、附子。

太阳病，最易化生湿热，以化气于丙火，而受制于湿土也。若有湿热，当用栀、膏之类。

93. 何为邹氏五运六气临证方药，临床如何应用

在五运六气理论学习的基础上，结合临床实践，作者创立了五运六气临证方药，临床应用简单有效。

五运太过方药

（1）岁木太过：《素问·气交变大论》云："岁木太过，风气流行，脾土受邪。"岁木太过，乘土侮金，理论上以泻肝、补脾、润肺为法，临床实际以泻肝为要，岁木太过，肝气上从，解决发病原因为肯綮，临证结合实际加减。

自拟方：

1）芍术汤：芍药、生白术。芍药酸以抑木，芍药之苦以泻子抑母；白术甘土以养。

2）乌萸汤（乌梅、山茱萸）：以乌梅、山茱萸酸抑风木。

常用抑木药物：乌梅、生白芍、山萸肉。

常用扶土药物：白术、人参、山药、大枣。

常用润金药物：天冬、麦冬、沙参、生地。

（2）岁火太过：《素问·气交变大论》云："岁火太过，炎暑流行，肺金受邪。"岁火太过，心气上从，乘金侮水，火乘金则愈燥，火侮水则交争。理论上考虑心、肺、肾，临证实际以泻火为要。

自拟方：

1）连冬汤（黄连、天冬）：黄连苦寒泻火，天冬甘土生金。

2）连栀汤：黄连、栀子苦寒泻火。

常用泻火药物：黄连、竹叶、栀子等。

常用润金药物：天冬、麦冬、沙参等。

常用助水药物：僵蚕、玄参、鳖甲等。

（3）岁土太过：《素问·气交变大论》云："岁土太过，雨湿流行，肾水受邪。"岁土太过，脾气上从，乘水侮木。土乘水则土愈湿，土侮木则木郁。理论考虑肝、脾、肾。实际治以泻土为要。

自拟方：

苍苓汤（苍术、茯苓）：苍术苦温泻母抑子，茯苓甘泻脾土。

常用泻土药物：苍术、白术、茯苓、薏米等。

常用助水药物：旋覆花、玄参、肉苁蓉等。

常用疏木药物：乌梅、芍药、山萸肉、香附等。

（4）岁金太过：《素问·气交变大论》云："岁金太过，燥气流行，肝木受邪。"岁金太过，肺气上从，乘木侮火，乘木则肝燥，侮火则燥热。理论考虑肺、肝、心，实际以泻金为要。

自拟方：

麦地汤（生地、麦冬）：生地甘寒、麦冬甘平泻母抑子。

天梅汤（天冬、乌梅）：天冬甘平泻母抑子，乌梅酸柔木燥。

常用泻金药物：半夏、天冬、麦冬、沙参等。

常用柔木药物：乌梅、芍药、山萸肉等。

常用助火药物：干姜、附子（辛温助火制金凉）；紫菀、麻黄（苦温入心助火克金）。

（5）岁水太过：《素问·气交变大论》云："岁水太过，寒气流行，邪害心火。"岁水太过，肾气上从，乘火侮土，乘火则火弱，侮土增寒湿。理论考虑肾、心、脾，实际以泻水为要。

自拟方：

1）桂姜汤（桂枝、干姜）：以桂枝、干姜辛温助火温金燥水。

2）连附汤（黄连、附子）：黄连苦寒发郁火，附子辛温助火温金燥水。

常用燥水药物：桂枝、干姜、附子、肉桂（辛温助火温金燥水）；车前子、泽泻甘咸寒泻水。

常用助土药物：苍术、白术、茯苓、薏米等。

常用助火药物：干姜、附子、桂枝、肉桂（辛温助火温金燥水）。

五运不及方药

（1）岁木不及：《素问·气交变大论》云："岁木不及，燥乃大行。"木不及，金乘之，土侮之。理论上考虑肺、肝、脾，抑金、柔木、泻土。因"燥乃大行"，故以润燥为主，结合实际，兼顾其他。

自拟方：

1）沙冬汤（沙参、天冬）：甘寒以助土生金润燥。

2）苍苓汤（苍术、茯苓）：苍术苦温泻母抑子，茯苓甘泻土湿。

3）乌萸汤（乌梅、山茱萸）：以乌梅、山茱萸酸柔风木。燥劫肝阴，伤肝气，故柔之。

常用药物：

柔木药物：乌梅、山萸肉、枸杞、芍药等。

润燥药物：沙参、天冬、麦冬等。

泻土药物：苍术、茯苓、薏米、白术等。

（2）岁火不及：《素问·气交变大论》云："岁火不及，寒乃大行。"火不及，水乘之，金侮之。理论上考虑肾、心、肺，温水、助火、泻金。因"寒乃大行"，故以温水为主。

自拟方：

桂姜汤（桂枝、干姜）：桂枝、干姜辛温助火温金。

夏白汤（半夏、薤白）：半夏辛平、薤白辛苦温泻金。

常用泻金药物：半夏、薤白、木香等。

常用温水药物：桂枝、干姜、附子、肉桂等。

常用助火药物：麻黄、厚朴、远志等。

（3）岁土不及：《素问·气交变大论》云："岁土不及，风乃大行。"土不及，木乘之，水侮之。理论上考虑肝、脾、肾，抑木、补土、泻水。因"风乃大行"，故以疏风为主。

自拟方：

1）乌萸汤（乌梅、山茱萸）：以乌梅、山茱萸酸柔风木。

2）乌芍汤（乌梅、芍药）：以乌梅、芍药酸以抑木，芍药之苦以泻子抑母。

3）参术汤（人参、白术）：甘养脾土。

常用抑木药物：乌梅、山萸肉、芍药等。

常用扶土药物：白术、人参、山药、大枣等。

常用泻水药物：旋覆花、泽泻、车前子、肉苁蓉等。

（4）岁金不及：《素问·气交变大论》云："岁金不及，炎火乃行。"金不及，火乘之，木侮之。理论上考虑心、肺、肝，泻火、扶金、柔木。因"炎火乃行"，故以泻火为要。

自拟方：

1）连芩汤（黄连、黄芩）：以芩连苦寒清火。

2）乌芍汤（乌梅、芍药）：以乌梅、芍药酸以抑木，芍药之苦以泻子抑母。

3）参冬汤（人参、麦冬）：甘养脾土，以生金。

常用泻火药物：黄连、黄芩、栀子、竹叶等。

常用扶金药物：金之性凉，金之化燥，故以人参、山药、天冬、麦冬甘寒等助土生金。

常用柔木药物：乌梅、山萸肉、芍药等。

（5）岁水不及：《素问·气交变大论》云："岁水不及，湿乃大行。"水不及，土乘之，火侮之。理论上考虑脾、肾、心，燥土、温水、泻火。因"湿乃大行"，故以燥土为主。

自拟方：

1）苍苓汤（苍术、茯苓）：苍术苦温泻母抑子，茯苓甘泻脾土。

2）桂姜汤（桂枝、干姜）：桂枝、干姜温水。

3）连栀汤（黄连、栀子）：苦寒泻火。

常用燥土药物：苍术、茯苓、白术、薏米。

常用温水药物：桂枝、干姜、附子、肉桂。

常用泻火药物：黄连、栀子、黄芩、竹叶。

五运临证制方依据

五运太过、不及临证方药依据《素问·气交变大论》而制定，以岁运太过、不及的发病特点而立方，五运（小运）主客太少可根据客主之间的相互关系，结合实际，参照运用五运（岁运）太过、不及临证方药。

五运太过、不及之发病关系源于《黄帝内经》五行生克乘侮理论，《素问·五运行大论》云："气有余，则制己所胜而侮所不胜；其不及，则己所不胜侮而乘之，己所胜轻而侮之。"从理论上讲，临证要充分考虑太过、不及之气与乘侮之所之间的影响，但实际临床中，要考虑客观表现，针对致病根源，抓住肯綮，解决实际问题。

《素问·气交变大论》在岁运太过、不及中论述了各种病症，全与本脏及乘侮之所相关，个人认为，其所论为一岁之中可能发生的各种病症，是一岁中的一般规律，因人、因地、因时而宜，实际临床实践中发现确实如此，故邹氏五运六气临证方不以其所列病症制方，而以运气之机立法，设置灵活的五运太过、不及临证方。

六气临证方药

（1）厥阴风木

代表方：乌梅丸、逍遥丸。

自拟方：

1）乌萸汤（乌梅、山茱萸）：以乌梅、山茱萸酸柔风木。

2）乌芍汤（乌梅、芍药）：以乌梅、芍药酸以抑木，芍药之苦以泻子抑母。

3）乌归汤（乌梅、当归）：以乌梅之酸以抑木，当归甘土侮木。

常用药物：柴胡、香附、白芍、当归、乌梅、山茱萸、枣仁等。

（2）少阴君火

代表方：黄连泻心汤、黄连阿胶汤、栀子豉汤。

自拟方：

1）黄蝉汤（黄连、蝉蜕）：蝉蜕之咸寒以助水克火，黄连之苦以泻火。

2）黄胶汤（黄连、阿胶）：黄连之苦以泻火，阿胶之甘以平土生子，以子盗母气。

3）黄竹汤（黄连、竹叶）：黄连、竹叶苦以泻火。

常用药物：黄连、黄芩、栀子、竹叶、莲子心、蝉蜕等。

（3）太阴湿土

代表方：平胃散。

自拟方：

1）苍苓汤（苍术、茯苓）：苍术苦温燥湿，茯苓甘泻脾土。

2）苍陈汤（苍术、陈皮）：苍术苦温燥湿，陈皮辛温扶子抑母。

苍朴汤（苍术、厚朴）：苍术、厚朴苦温燥湿。

常用药物：苍术、茯苓、陈皮、甘草、厚朴等。

（4）少阳相火

代表方：小柴胡汤。

自拟方：

柴芩汤（柴胡、黄芩）：苦以清火。

常用药物：柴胡、黄芩、龙胆草、夏枯草等。

（5）阳明燥金

代表方：增液汤、沙参麦冬汤。

自拟方：麦地汤（生地、麦冬）：生地甘寒、麦冬甘平治母及子。

常用药物：生地、沙参、天冬、玄参、麦冬等。

（6）太阳寒水

代表方：附子干姜汤。

自拟方：桂姜汤（桂枝、干姜）：以桂枝、干姜辛温寒水。

常用药物：桂枝、干姜、附子、肉桂等。

如何应用邹氏五运六气临证方药

（1）以客观发病为依据　以人体的发病特点为依据选方用药。中医理论认为："正气存内，邪不可干。"五运六气对人体发病的影响，与人的体质、身体状况密切相关，人体的疾病也不全是运气所致，与情志、环境、饮食、劳倦、气血阴阳失调等多方面因素有关，临证要仔细辨别，方能明确运气因素，酌选方药。

（2）灵活选方　五运六气是对自然现象的表达，根据自然现象对人体的影响灵活选方，不可拘泥。当表现五运为主要发病特点时，酌选五运临证方；当表现六气为主要发病特点时，酌选六气临证方；临证还要考虑五运主客；要考虑六气主客及主客加临后的特点；要考虑司天、在泉，参考六气临证方；要考虑标本中气及郁发胜复等。

（3）合理用药　按照五行生克规律，合理组方用药。《黄帝内经》运气用药是以性味为法则，当今临床多以功效为用药依据，临证应以药物性味为指导，精究用药性味，参考药物功效，组方用药会更加准确。

（4）综合运气相合，灵活应用　辨明岁运、主运、客运、主气、客气、客主加临、逆从胜复、郁发关系，综合运气相合，凡不合德化政令者，则为邪害，成为发病诱因。陈无择曰："五运流行，有太过不及之异；六气升降，则有逆从胜复之差。凡不合于德化政令者，则为变眚，皆能病人。"

如有邪害，一般会相互存在，具有多种病机，临证要找综合作用后的主要病机，兼顾其他，原机活方。运气理论是以五脏为中心的辨机体制，临证还要考虑六腑、经络、气血阴阳及各种致病因素。

运气用药，无外补泻，考虑寒热虚实、生克乘侮，药用四气五味，参以功效主治。邹氏五运临证方药、六气临证方药可相参互用，大道至简，不要过于繁杂，思辨要全面，应用要简单。所制方药全为对药，灵活加减配伍应用，酌选一方，结合运气和发病特点，明辨发病之机。只要辨机准确，临证应用，卓有疗效。

邹氏五运六气临证方药具有明显的针对性和灵活性，一切以临证表现为前导，结合运气规律，切中病机，圆机活法，机同症异，也要加减为用。

94. 如何根据五运六气理论用药

按照五运六气理论的临床用药，称为运气用药。《黄帝内经》运气用药，首重五味。五味者何？酸苦甘辛咸也。

（1）五味作用

1）五味分阴阳：《素问·至真要大论》云："五味阴阳之用何如？岐伯曰：辛甘发散为阳，酸苦涌泄为阴，咸味涌泄为阴，淡味渗泄为阳。"《素问·阴阳应象大论》云："味厚者为阴，薄为阴之阳，气厚者为阳，薄为阳之阴。"

2）五味入五脏：《素问·至真要大论》云："夫五味入胃，各归所喜，故酸先入肝，苦先入心，甘先入脾，辛先入肺，咸先入肾。"

3）五味走形体：《灵枢·九针论》云："酸走筋，辛走气，苦走血，咸走骨，甘走肉，是谓五走也。"

4）五味作用不同：《素问·至真要大论》云："六者或收或散，或缓或急，或燥或润，或软或坚，以所利而行之，调其气使其平也。"六者指酸苦甘辛咸淡。《素问·脏气法时论》云："辛散，酸收，甘缓，苦坚，咸软。"

（2）五味用药法度

1）有毒无毒：《素问·至真要大论》云："有毒无毒，所治为主……寒者热之，热者寒之……热因热用，寒因寒用……诸寒之而热者取之阴，热之而寒者取之阳，所谓求其属也。"

《素问·五常政大论》云："有毒无毒，服有约乎……大毒治病，十去其六；常毒治病，十去其七；小毒治病，十去其八；无毒治病，十去其九。谷肉果菜，食养尽之，无使过之，伤其正也。"

2）不宜久服：《素问·至真要大论》云："久而增气，物化之常也。气增而久，夭之由也。"

（3）治疗用药原则

1）反从其病用药：在治病组方用药时，药反从其病，药性与疾病的性质相反。《素问·至真要大论》云："所谓寒热温凉，反从其病也。"又云："寒者热之，热者寒之。"《素问·五常政大论》云："治热以寒，温而行之；治寒以热，凉而行之；治温以清，冷而行之；治清以温，热而行之。"

2）综合用药。如邪气反胜的治疗：《素问·至真要大论》云："燥司于地，热反胜之，治以平寒。"再如对于少阳、少阴之复的用药：《素问·至真要大论》提出："少阳之复，治以咸冷，佐以苦辛，以咸软之，以酸收之，辛苦发之。发不远热，无犯温凉，少阴同法。"要用各种不同性味药物综合治疗。

3）功效用药。《素问·五常政大论》云："补上下者从之，治上下者逆之，以所在寒热盛衰而调之。故曰：上取下取，内取外取，以求其过。能毒者以厚药，不胜毒者以薄药，此之谓也……故消之削之，吐之下之，补之泻之，久新同法。帝曰：病在中而不实不坚，且聚且散，奈何？岐伯曰：悉乎哉问也！无积者求其藏，虚则补之，药以祛之，食以随之，行水渍之，和其中外，可使毕已。"

4）运气用药。对于运气所表现的寒湿气令，必须补益阳火，以抵御寒邪，根据运气的多少、不同，寒气大以温热药物，湿气重以燥热药物。应用寒凉药物要避免寒凉的运气，应用温热的药物要避免温热的运气，饮食也是如此，否则就会发生疾病，这是根据运气特点的食药原则。《素问·六元正纪大论》云："终之气，寒大举，湿大化……必赞其阳火，令御其寒，从气异同，少多其判也，同寒者以热化，同湿者以燥化，异者少之，同者多之，用凉远凉，用寒远寒，用温远温，用热远热，食宜同法。假者反之，此其道也，反是者病也。"

95. 五运六气理论如何指导急性传染病的防治

急性传染性疾病在我国古代被称为瘟疫、疫气、戾气、时气等，其特点是发病迅猛，症状相似，无问大小，皆相染易。

西医在传染病爆发时会检测病原微生物，研究各种疫苗和治疗药物，对当下发生的疾病会有明显疗效，但不能治疗所有的爆发性传染病。在国内，每次出现传染病，国家都会投入巨大的人力、物力、财力研究疫苗，疫苗出来了，传染病过去了，下一次来的又会是不同的传染病，造成巨大的资源浪费。中医药可以为此做出巨大贡献。

如"流行性乙型脑炎"是一种烈性传染病，目前西医仍无特效疗法，香港《新明日报》2003 年 6 月 16 日报道，日本发生此病，死亡率高达 20%。此病在中华人民共和国成立前病死率高达 60%，中华人民共和国成立后，1954 ～ 1955 年，石家庄市通过以中医、中西结合治疗本病，以清热、解暑、养阴为主，采用张仲景白虎汤、白虎加人参汤为主要方剂随症加减，治愈率高达 90% 以上，通过推广"石家庄经验"，我国治疗"流行性乙型脑炎"取得了举世瞩目的成就。1956 年 8 月之后，北京发现"流行性乙型脑炎"，应用清热、解暑、养阴法疗效不好，在蒲辅周老中医的建议下，根据运气特点，首先给予宣解湿热和芳香开窍的药物，使许多危重患者转危为安，此后给以辛香透邪法等八法调理，丰富了中医药治疗乙脑的方法。这是明显的因运气病机不同而治疗方法各异的典型案例。

2009 年我国发生甲型 H1N1 流感疫病。在此年之前，可以预测分析该年的运气和发病特点：该年运气是太阴湿土司天，太阳寒水在泉，当年疫病病机以湿、寒为主。顾植山教授提前预测并指出：人禽流感的发病与寒湿之气的关联度很高，应加注意。初起用药宜偏辛温而忌过用寒凉，轻症病人用香苏散加味等治疗；重症病人需根据实际情况，随机应变，可参考用附子等大热之品通行上下，逐湿祛寒，慎用寒、下，多用温药；预防用仙术汤、食疗法等。根据运气理论可以及早做出预测并制定预防方案。

应用五运六气理论防治急性传染病需要随运气变化特点科学应用，不同年份、不同时节运气特点各有不同，发病病机不同，治则方药也要不同。

在我国古代也有这样的案例：圣散子方是宋代治疗瘟疫非常著名的方子，宋元丰年间，苏东坡"谪居黄州，连岁大疫，所全活者不可胜数"。"圣散子"为巢元修所藏秘方，授以苏东坡，指松江为誓盟，不得传人。苏东坡用此方活人无数，为造福民众，违背誓言，将这首"济世之具，卫家之宝"名方，传与当时的名医庞安时，以福天下。殊不知到了后来，此方则成为杀人利器，"辛未年，永嘉瘟疫，被害者不可胜数"（陈无择《三因极一病证方论》）。"宣和间（宋徽宗年间），此药盛行于京师，太学生信之尤笃，杀人无数，医顿废之。"（叶梦得《避暑录话》）"病者服之，十无一生。"（俞弁《续医说》）清代尤怡提出了中肯的看法："且也岁运有太过不及之殊，天时有恒雨恒旸之异。是以疫疠之行，亦有表里寒温热湿之分，其可以一概论哉……有寒湿独行，而病在肌皮胸膈者，则东坡圣散子之证也。"王丙和陆懋修则从运气大司天的角度进行了分析，认为苏东坡早年正值第六十三甲子太阴湿土在泉，而晚年之时已交六十四甲子，则是相火之运，运气变迁，而方不变，必有古方新病不相能之贻误。

非典期间，中医药已经做出了重要贡献。五运六气学说中的大司天理论、疫疬发病理论、三年化疫理论等有待深入研究，运用运气理论防治急性传染病，是我国领先世界的优势。

96. 为什么养生同气化

《素问·四气调神大论》云："夫四时阴阳者，万物之根本也。所以圣人春夏养阳，秋冬养阴，以从其根，故与万物沉浮于生长之门。逆其根，则伐其本，坏其真矣。故阴阳四时者，万物之终始也，死生之本也。逆之则灾害生，从之则苛疾不起，是谓得道。"高世栻注解："圣人春夏养阳，使少阳之气生，太阳之气长；秋冬养阴，使太阴之气收，少阴之气藏。是谓春夏养阳，以养阳之生长；秋冬养阴，以养阴之收藏。"四季交替，大自然的气息是春天生发，夏天弛长，秋天收敛，冬天闭藏，人体养生也要随四季变化，春夏养阳气，以助生发之气，秋冬养阴精，以助收藏之气，体现了中医学"天人合一"的思想。

养生药食与运气相应：自然界运气为寒凉时，要用寒凉的药物，自然运气表现为温热时，应用温热的药物。使人体之气与自然之气相适应，方可保证阴阳平衡。《素问·五常政大论》云："气寒气凉，治以寒凉，行之渍之。气温气热，治以温热，强其内守。必同其气，可使平也。"

这是人体养生的药食原则，与治疗疾病又有不同，养生是顺应运气，使人体阴阳与天地平衡；疾病治疗，要针对天地之气的乖戾而给予抗邪的药食。

五运六气

探讨篇

97. 为什么不主张图示五运六气

作图以阐运气之理始于宋代刘温舒。据《四库全书提要》，刘温舒在书中作图实为二十九，十干起运、十二支司天二图书中曰诀，如不以之为图，则二十七图。刘氏图解，简明扼要，通俗易懂，便于运气理论的学习。但其缺点也显而易见，五运六气理论是天、地、人的动态变化，上下交互，图以平面形式出现，割裂了运气的动态立体思维，于后人深入学习五运六气理论反为不利。

如张志聪曰："盖以图像平置于几上，以司天在南，在泉在北。"殊知司天是天气的运行，在泉是地气的运行，两者是立体的动态运行，古人为理解便捷，自刘温舒作图伊始，将天地运行置于同一平面图上，误导了后学。

再如当代对南政、北政的认识，以现代天文学对黄道的认识，以六气运行图，扩展之于太阳视运动，认为"面北而命其位""面南而命其位"，都是太阳视运动的体现，皆误于六气运行平面图。

因此，作者主张把五运六气平面图作为理解运气理论的辅助，建立动态立体的运气思维。

98. 如何评价五运六气"算病法"

"算病法"始于马宗素。刘完素的学生马宗素，运用运气理论的概念和有关象数干支五行理论，作《伤寒钤法》，建立了一系列根据病人命辰和得病日干支来推算其所患为何病，预后和治法的"算病法"。明代薛立斋、熊宗立等倡之，但也遭到了许多医家的批评。

汪石山作《运气易览》，他在开篇便批评马宗素。《运气易览·学五运六气纲领》云："若便攻于运气，恐流于马宗素之徒，而云某生人某日，病于某经，用某药治之之类也。"汪石山指出："运气一书，古文启其端倪而已，员机之士岂可徒泥其法而不求法外之遗耶？"

张景岳也对《伤寒钤法》提出了批评。《类经·卷二十四》云："此外复有不明气化如马宗素之流者，假仲景之名，而为《伤寒钤法》等书，用气运之更迁，拟主病之方治，拘滞不通，诚然谬矣。"

当代也有许多人运用出生、患病日期推算体质和疾病。运气算病对不对？如果完全不考虑患者的实际症状和体征，只凭某种固定的格局来推算，从而使运气学说偏离了原有的轨迹，走向唯心，这不是运气理论的本原，我们应该科学唯物的应用五运六气推演格局。不少人通过推算，取得了显著地临床效果，应该发扬，造福患者；同时建议开展大数据理论和临床研究，拿出客观证据；别让不懂、一知半解的人说我们是算病先生，给中医造成不利影响；讲清道理，疾病的发生有内因、外因、诱因，运气致病多属于发病诱因，是外因。中医治疗疾病从任何一点切入都会取得疗效，犹如"圆运动"，从圆上的任何一点出发，都会撬动致病因素，从而实现治疗目的，掌握的知识越多，考虑的问题越全面，越利于患者的早日康复。

99. 如何认识中医体质学

当代中医体质学说是以中医理论为指导，研究正常人体体质的概念、形成、特征、类型、差异等规律，以及对疾病发生、发展、演变过程的影响，并以此形成对疾病进行诊断和防治的理论体系。当代体质理论扩大了《黄帝内经》体质的内涵，融生物学、人类学、心理学和医学科学于一体，以研究人类体质的形成，以体质的特征、体质的类型、个体的差异规律及其与疾病发生、发展和演变关系等为主要内容。

作者根据《黄帝内经》和当代对体质学的认识，对中医体质学说重新归类。

（1）象体质　中华中医药学会发布的《中医体质分类判定标准》将体质分为和平质、阳虚质、阴虚质、气虚质、血瘀质、气郁质、痰湿质、湿热质、特禀质九种。作者把九种体质定义为中医象体质，是以人体的各种表现归纳九种象的类型。

（2）形态体质　《灵枢》提出了五态人。《灵枢·通天》云："盖有太阴之人、少阴之人、太阳之人、少阳之人、阴阳和平之人。凡五人者，其态不同，其筋骨气血各不等。"

《灵枢》还提出了阴阳二十五人，根据五行理论，把人分为二十五种体质形态。如《灵枢·阴阳二十五人》云："先立五形金木水火土，别其五色，异其五形之人，而二十五人具矣。"又云："木形之人，比于上角似于苍帝，其为人苍色，小头，长面大肩背直身小，手足好。有才，劳心少力多忧，劳于事，能春夏不能秋冬，感而病生足厥阴，佗佗然。太角之人比于左足少阳，少阳之上遗遗然。左角之人比于右足少阳，少阳之下随随然。钛角之人，比于右足少阳，少阳之上推推然。判角之人比于左足少阳，少阳之下栝栝然。"根据二十五种人体质形态的不同，其治疗方法也不相同。《灵枢·阴阳二十五人》云："二十五人者，刺之有约乎？岐伯曰：美眉者，足太阳之脉，气血多；恶眉者，血气少；其肥而泽者，血气有余；肥而不泽者，气有余，血不足；瘦而无泽者，气血俱不足；审察其形气有余不足而调之，可以知逆顺矣。"

作者把五态人、阴阳二十五人体质定义为形态体质，是以人体的某种形态来分类人体不同的体质。

（3）年龄体质　不同的年龄体质不同。《灵枢·天年》云："人生十岁，五脏始定，血气已通，其气在下，故好走；二十岁，血气始盛肌肉方长，故好趋；三十岁，五脏大定，肌肉坚固，血脉盛满，故好步；四十岁，五脏六腑十二经脉，皆大盛以平定，腠理始疏，荣华颓落，发颇斑白，平盛不摇，故好坐；五十岁，肝气始衰，肝叶始薄，胆汁始减，目始不明；六十岁，心气始衰，苦忧悲，血气懈惰，故好卧；七十岁，脾气虚，皮肤枯；八十岁，肺气衰，魄离，故言善误；九十岁，肾气焦，四脏经脉空虚；百岁，五脏皆虚，神气皆去，形骸独居而终矣。"

（4）运气体质　即运气影响所形成的人体体质。对于运气体质《黄帝内经》有论述。

《素问·厥论》云："春夏则阳气多而阴气少，秋冬则阴气盛而阳气衰。此人者质壮，以秋冬夺于所用，下气上争不能复，精气溢下，邪气因从之而上也。气因于中，阳气衰，不能渗营其经络，阳气日损，阴气独在，故手足为之寒也。"

《灵枢·本脏》云："五脏者，所以参天地，副阴阳，而运四时，化五节者也；五脏者，固有小大、高下、坚脆、端正、偏倾者，六腑亦有小大、长短、厚薄、结直、缓急。"

一日之中，天地阴阳之气的变化，人体阳气随之变化，影响人的体质和抗病能力。《素问·生气通天论》云："故阳气者，一日而主外。平旦人气生，日中而阳气隆，日西而阳气已虚，气门乃闭。是故暮而收拒，无扰筋骨，无见雾露，反此三时，形乃困薄。"《灵枢·顺气一日分为四时》云："春生，夏长，秋收，冬藏，是气之常也，人亦应之，以一日分为四时，朝则为春，日中为夏，日入为秋，夜半为冬。朝则人气始生，病气衰，故旦慧；日中人气长，长则胜邪，故安；夕则人气始衰，邪气始生，故加；夜半人气入脏，邪气独居于身，故甚也。"

不同的体质在不同的时期对发病可能有特殊的易感性。如痰湿体质的人，如遇土运太过的年份，或太阴湿土为主要运气表现的节气，都易发病。

在运气体质辨证过程中，以出生日的干支来推求其体质与发病，其理由是人出生时体质受到运气因素的影响。除了要考虑全年的运气影响，应该进一步推求其受精时的运气因素，还有十月怀胎过程中，每个月的运气都会对各个脏腑器官的发育产生影响；其父母、祖父母、外祖父母的运气体质基因都会对其的运气体质因素有关联，也许会对运气体质的推算更加全面，更有说服力。运气体质学和运气发病学一样，存在着同样推算的问题，需要我们做出大数据的科学研究。

（5）环境体质　不同的地域环境对体质的形成有影响。

《素问·异法方宜论》云："故东方之域，天地之所始生也，鱼盐之地，海滨傍水。其民食鱼而嗜咸，皆安其处，美其食。鱼者使人热中，盐者胜血，故其民皆黑色疏理，其病皆为痈疡，其治宜砭石。故砭石者，亦从东方来。西方者，金玉之域，沙石之处，天地之所收引也。其民陵居而多风，水土刚强，其民不衣而褐荐，其民华食而脂肥，故邪不能伤其形体，其病生于内，其治宜毒药。故毒药者，亦从西方来。北方者，天地所闭藏之域也。其地高陵居，风寒冰冽。其民乐野处而乳食，脏寒生满病，其治宜灸焫。故灸焫者，亦从北方来。南方者，天地所长养，阳之所盛处也。其地下，水土弱，雾露之所聚也。其民嗜酸而食胕，故其民皆致理而赤色，其病挛痹，其治宜微针。故九针者，亦从南方来。中央者，其地平以湿，天地所以生万物也众。其民食杂而不劳，故其病多痿厥寒热，其治宜导引按蹻。故导引按蹻者，亦从中央出也。"不同地域的人相貌各异，同一地域的人相貌相似，也可以说明地域对人体体质有一定的影响。

（6）精气体质　即遗传体质。人的体质主要受父母遗传基因的影响，禀赋于父母的精气化合，禀天地之气，合而成人，这是中医体质学不能忽视的研究内涵。

100. 为什么说五运六气是天人相应的具体表达

天人相应理论是中医学理论的核心内容，五运六气理论是天人相应理论的具体体现，人法天地而生，人是天地整体的一个有机成分。

（1）天体运行影响自然界万物，人是自然的一部分　我国自有文字记载，就有对天象的观测记录。《尚书·尧典》云："乃命羲和，钦若昊天，历象日月星辰，敬授人时。"《吕氏春秋·情欲》云："人与天地也同，万物之形虽异，其情一体也……故古之治身与天下者，必法天地。"

《素问·天元纪大论》云："太虚廖廓，肇基化元，万物资始，五运终天，布气真灵，揔统坤元，九星悬朗，七曜周旋，曰阴曰阳，曰柔曰刚，幽显既位，寒暑弛张，生生化化，品物咸章。"

《素问·宝命全形论》云"天地合气，命之曰人"，"人以天地之气生，四时之法成"。

《素问·六节脏象论》云："天食人以五气，地食人以五味。"说明万物资始，天地化人，人的生存依赖天地以供养。

自然之道在于天、地、人的和谐，人和万物的生长壮老已在于天地之气的运动变化。《素问·气交变大论》云："夫道者，上知天文，下知地理，中知人事，可以长久。此之谓也。帝曰：何谓也？岐伯曰：本气位也。位天者，天文也；位地者，地理也；通于人气之变化者，人事也。故太过者先天，不及者后天，所谓治化而人应之也。"

（2）自然因素影响人体健康与发病

1）人体的生理、病理与天地相应：日月、星辰（五大行星、北斗）、潮汐、不同的年份、四季、五季、二十四节气、日夜等对人体的生理和病理都有内在的联系和影响。

《素问·生气通天论》云："天地之间，六合之内，其气九州、九窍、五脏、十二节，皆通乎天气。其生五，其气三。"

《灵枢·经别》云："余闻人之合于天道也，内有五脏，以应五音、五色、五时、五味、五位也；外有六腑，以应六律，六律建阴阳诸经而合之十二月、十二辰、十二节、十二经水、十二时、十二经脉者，此五脏六腑之所以应天道。"

2）日月：日月的运动变化对人体的生理病理有明显的影响，人体之气与天地相通，顺应四时变化，人身之阳气靠阳光滋养以温煦，人体气血随月亮的运动而表现盈虚变化。

《素问·生气通天论》云："阳气者若天与日，失其所，则折寿而不彰，故天运当以日光明。是故阳因而上，卫外者也。"

《素问·上古天真论》云："法则天地，象似日月，辨列星辰，逆从阴阳，分别四时。"

《素问·六节藏象论》云："天度者，所以制日月之行也；气数者，所以纪化生之用也。天为阳，地为阴；日为阳，月为阴。行有分纪，周有道理，日行一度，月行十三度而有奇焉，故大小月三百六十五日而成岁，积气余而盈闰矣。立端于始，表正于中，推余于终，而天度毕矣。"

《灵枢·岁露》云："人与天地相参也，与日月相应也。故月满则海水西盛，人血气积，肌肉充，皮肤致，毛发坚，腠理郄，烟垢著。当是之时，虽遇贼风，其入浅不深。至其月郭空，则海水东盛，人气血虚，其卫气去，形独居，肌肉减，皮肤纵，腠理开，毛发残，膲理薄，烟垢落。当是之时，遇贼风则其入深，其病人也卒暴。"

因此，如果日月的运动变化出现异常，则邪气侵害人体，治疗上要充分考虑日月运动对人体的影响。

《素问·四气调神大论》云："天明则日月不明，邪害空窍。"

《素问·八正神明论》云："凡刺之法，必候日月星辰，四时八正之气，气定乃刺之。是故天温日明，则人血淖液而卫气浮，故血易泻，气易行；天寒日阴，则人血凝泣，而卫气沉。月始生，则血气始精，卫气始行；月郭满，则血气实，肌肉坚；月郭空，则肌肉减，经络虚，卫气去，形独居。是以因天时而调血气也。是以天寒无刺，天温无凝。月生无泻，月满无补，月郭空无治，是谓得时而调之。因天之序，盛虚之时，移光定位，正立而待之。故曰月生而泻，是谓脏虚；月满而补，血气扬溢，络有留血，命曰重实；月郭空而治，是谓乱经。"

3）星辰八正：五大行星、二十八宿的运行，对人体经脉、气血阴阳也产生影响。人身气血运行上应二十八宿，五行之气贯通天地五脏。

《素问·八正神明论》云："星辰者，所以制日月之行也。八正者，所以候八风之虚邪以时至者也……以日之寒温，月之虚盛，四时气之浮沉，参伍相合而调之，工常先见之，然而不形于外，故曰观于冥冥焉。"

《圣济经》云："五行之气，上应五星，内彻五脏。"

《灵枢·五十营》云："天周二十八宿，宿三十六分。人气行一周，千八分。日行二十八宿，人经脉上下、左右、前后二十八脉，周身十六丈二尺，以应二十八宿。"

自然界的气候变化与五星运动亦有密切的联系，岁候太过与不及影响人体生理病理，如岁木太过，上应岁星的变化，风气流行，根据五行生克规律，木克土，影响脾的生理功能，脾土容易感受邪气，产生疾病，临证应顺天而治。

《素问·气交变大论》云："夫子之言岁候，其不及太过，而上应五星……承天而行之，故无妄动，无不应也。卒然而动者，气之交变也，其不应焉。"又云："岁木太过，风气流行，脾土受邪……上应岁星……化气不政……上应太白星……岁火太过，炎暑流行，肺金受邪……上应荧惑星。岁土太过，雨湿流行，肾水受邪……上应岁星。岁金太过，燥气流行，肝木受邪……上应太白星。岁水太过,寒气流行,邪害心火……上应荧惑、辰星……岁木不及,燥乃大行……上应太白星……岁火不及,寒乃大行……上应辰星……岁土不及,风乃大行……上应岁星……岁金不及,炎火乃行……上应荧惑星……岁水不及,湿乃大行……上应镇星。"

《素问·六元正纪大论》云:"太阳司天之政……水土合德,上应辰星、镇星……阳明司天之政……金火合德,上应太白、荧惑……少阳司天之政……木火同德,上应荧惑、岁星……太阴司天之政……湿寒合德……上应镇星、辰星……少阴司天之政……金火合德,上应荧惑、太白……厥阴司天之政……风火同德,上应岁星、荧惑。"

4)岁运:岁运的变化对人体疾病也有明显的影响。不同的年份,有太过不及之殊;同一年之中,主运、客运会相互作用,对气候和人体产生影响;主气、客气会化生不同的气象变化,影响人体健康与发病。所以治病必须要了解每一年的岁运、客运和客气,以及司天、在泉,及他们之间相互作用对人体所产生的影响。

《素问·六节脏象论》云:"五日谓之候,三候谓之气,六气谓之时,四时谓之岁,而各从其主治焉。五运相袭,而皆治之,终期之日,周而复始,时立气布,如环无端,候亦同法。故曰:不知年之所加,气之盛衰,虚实之所起,不可以为工矣。"

《灵枢·五变》云:"先立其年,以知其时。时高则起,时下则殆,虽不陷下,当年有冲通,其病必起,是谓因形而生病,五变之纪也。"

5)四季:生命要顺应天地阴阳,法则天地,四季变化,阴阳交替,春生、夏长、秋收、冬藏,人体的气血与之相顺应,四时气候变化,对应人体相应脏腑,人体的脉象也随四时而变化。

《灵枢·逆顺云》:"气之逆顺者,所以应天地、阴阳、四时、五行也。"

《灵枢·顺气一日分为四时》云:"春生、夏长、秋收、冬藏,气之常也，人亦应之。"《素问·六节脏象论》云："心者，生之本……为阳中之太阳，通于夏气；肺者，气之本……为阳中之太阴，通于秋气；肾者……为阴中之少阴，通于冬气；肝者，罢极之本……为阳中之少阳，通于春气。"

《素问·脉要精微论》云："春日浮，如鱼之游在波；夏日在肤，泛泛乎万物有余；秋日下肤，蛰虫将去；冬日在骨，蛰虫周密，君子居室。"又曰："四变之动，脉与之上下，以春应中规，夏应中矩，秋应中衡，冬应中权……合人形以法四时五行而治。"

《素问·四气调神大论》明确指出："夫四时阴阳者，万物之根本也。"

疾病的发生与自然界四时的异常气候有关联，如春天生东风，如果太过异常，影响人体肝脏；夏天生南风，异常则影响人体心脏；秋天生西风，异常则影响人体肺脏；冬天生北风，异常则影响人体肾脏。

《素问·金匮真言论》云："东风生于春，病在肝，俞在颈项；南风生于夏，病在心，俞在胸胁；西风生于秋，病在肺，俞在肩背；北风生于冬，病在肾，俞在腰股；中央为土，病在脾，俞在脊。故春气者病在头，夏气者病在脏，秋气者病在肩背，冬气者病在四肢。"

《素问·阴阳应象大论》云："冬伤于寒，春必温病；春伤于风，夏生飧泄；夏伤于暑，秋必痎疟；秋伤于湿，冬生咳嗽。"《素问·阴阳别论》云："十二从应十二月，十二月应十二脉。"

《素问·阴阳应象大论》云："天有四时五行，以生长收藏，以生寒暑燥湿风；人有五脏化五气，以生喜怒悲忧恐。"

人要顺应四时养生，和于阴阳，以防病治病。春天到来，万物以荣，要早睡早起，散步旅游，顺应春气之生发；夏天万物生长，要保持情绪稳定，享受阳光，适当运动，顺应阳气的发散；秋天凉燥，要早睡早起，保持平和的心态，收敛神气，勿使外泄，多食水果，清肺气，以应秋气；冬天要养精气，早睡晚起，减少运动，以应冬气闭藏。

《素问·四气调神大论》云："春三月，此谓发陈，天地俱生，万物以荣，夜卧早起，广步于庭，被发缓形，以使志生，生而勿杀，予而勿夺，赏而勿罚，此春气之应，养生之道也。逆之则伤肝，夏为寒变，奉长者少。夏三月，此谓蕃秀，天地气交，万物华实，夜卧早起，无厌于日，使志无怒，使华英成秀，使气得泄，若所爱在外，此夏气之应，养长之道也。逆之则伤心，秋为痎疟，奉收者少，冬至重病。秋三月，此谓容平，天气以急，地气以明，早卧早起，与鸡俱兴，使志安宁，以缓秋刑，收敛神气，使秋气平，无外其志，使肺气清，此秋气之应，养收之道也。逆之则伤肺，冬为飧泄，奉藏者少。冬三月，此谓闭藏，水冰地坼，无扰乎阳，早卧晚起，必待日光，使志若伏若匿，若有私意，若已有得，去寒就温，无泄皮肤，使气亟夺，此冬气之应，养藏之道也。逆之则伤肾，春为痿厥，奉生者少……天地四时不相保，与道相失，则未央绝灭。惟圣人从之，故身无奇病，万物不失，生气不竭。逆春气，则少阳不生，肝气内变。逆夏气，则太阳不长，心气内洞。逆秋气，则太阴不收，肺气焦满。逆冬气，则少阴不藏，肾气独沉。夫四时阴阳者，万物之根本也。所以圣人春夏养阳，秋冬养阴，以从其根，故与万物沉浮于生长之门。逆其根，则伐其本，坏其真矣。故阴阳四时者，万物之终始也，死生之本也，逆之则灾害生，从之则苛疾不起，是谓得道。"又云："从阴阳则生，逆之则死，从之则治，逆之则乱。反顺为逆，是谓内格。"

6）十二月：十二月之中，人气顺应每月的气候变化而自我调节，适应自然规律。如正月二月，人气在肝；三月四月，人气在脾；五月六月，人气在头；七月八月，人气在肺；九月十月，人气在心；十一月十二月，人气在肾。这是人气与天地相应，每月的运行规律。所以在临床实践中，要认识每月的发病特点，以指导治疗。

《素问·诊要经终论》云："正月二月，天气始方，地气始发，人气在肝。三月四月，天气正方，地气定发，人气在脾。五月六月，天气盛，地气高，人气在头。七月八月，阴气始杀，人气在肺。九月十月，阴气始冰，地气始闭，人气在心。十一月十二月，冰复，地气合，人气在肾。"

《灵枢·五乱》云："经脉十二者，以应十二月。十二月者，分为四时。四时者，春秋冬夏，其气各异。"

《灵枢·阴阳系日月》云："寅者，正月之生阳也，主左足之少阳；未者，六月，主右足之少阳。卯者，二月，主左足之太阳；午者，五月，主右足之太阳；辰者，三月，主左足之阳明；巳者，四月，主右足之阳明。此两阳合于前，故曰阳明。申者，七月之生阴也，主右足之少阴；丑者，十二月，主左足之少阴；酉者，八月，主右足之太阴；子者，十一月，主左足之太阴；戌者，九月，主右足之厥阴；亥者，十月，主左足之厥阴。"

《素问·脉解》云："正月阳气出在上，而阴气盛，阳未得自次也，故肿腰脽痛也。病偏虚为跛者，正月阳气冻解地气而出也，所谓偏虚者，冬寒颇有不足者，故偏虚为跛也……九月阳气尽而阴气盛，故心胁痛也……五月盛阳之阴也，阳盛而阴气加之，故洒洒振寒也。所谓胫肿而股不收者，是五月盛阳之阴也，阳者衰于五月，而一阴气上，与阳始争，故胫肿而股不收也……十一月万物气皆藏于中，故曰病胀；所谓上走心为噫者，阴盛而上走于阳明，阳明络属心，故曰上走心为噫也；所谓食则呕者，物盛满而上溢，故呕也；所谓得后与气则快然如衰者，十二月阴气下衰，而阳气且出，故曰得后与气则快然如衰也……十月万物阳气皆伤，故腰痛也……三月阳中之阴，邪在中，故曰癫疝少腹肿也。"

7）昼夜：日夜的变化在于地球随太阳运动的自转，形成了昼夜，以分为阴阳。面向太阳则为白天，阳气生发；背向太阳，则为夜晚，阳气潜藏。人体的阳气呈现阳光规律，因此在养生、防病、治病过程中，要顺应阳气的特点，适阴阳而安居处。

《素问·生气通天论》云："故阳气者，一日而主外，平旦人气生，日中而阳气隆，日西而阳气已虚，气门乃闭。是故暮而收拒，无扰筋骨，无见雾露，反此三时，形乃困薄。"

《素问·金匮真言论》云："平旦至日中，天之阳，阳中之阳也；日中至黄昏，天之阳，阳中之阴也。合夜至鸡鸣，天之阴，阴中之阴也；鸡鸣至平旦，天之阴，阴中之阳也。故人亦应之。"

《灵枢·营卫生会》云："日中而阳陇为重阳，夜半而阴陇为重阴。故太阴主内，太阳主外，各行二十五度，分为昼夜。夜半为阴陇，夜半后而为阴衰，平旦阴尽而阳受气矣。日中为阳陇，日西而阳衰，日入阳尽而阴受气矣。夜半而大会，万民皆卧，命曰合阴。平旦阴尽而阳受气。如是无已，与天地同纪。"

《灵枢·卫气行》云："是故一日一夜，水下百刻，二十五刻者，半日之度也，常如是毋已，日入而止，随日之长短，各以为纪而刺之……水下一刻，人气在太阳；水下二刻，人气在少阳；水下三刻，人气在阳明；水下四刻，人气在阴分。水下五刻，人气在太阳；水下六刻，人气在少阳；水下七刻，人气在阳明；水下八刻，人气在阴分。水下九刻，人气在太阳；水下十刻，人气在少阳；水下十一刻，人气在阳明；水下十二刻，人气在阴分。水下十三刻，人气在太阳；水下十四刻，人气在少阳；水下十五刻，人气在阳明；水下十六刻，人气在阴分。水下十七刻，人气在太阳；水下十八刻，人气在少阳；水下十九刻，人气在阳明；水下二十刻，人气在阴分。水下二十一刻，人气在太阳；水下二十二刻，人气在少阳；水下二十三刻，人气在阳明；水下二十四刻，人气在阴分。水下二十五刻，人气在太阳，此半日之度也。从房至毕一十四舍，水下五十刻，日行半度，回行一舍，水下三刻与七分刻之四。《大要》曰：常以日之加于宿上也，人气在太阳，是故日行一舍，人气行三阳行与阴分，常如是无已，天与地同纪，纷纷盼盼，终而复始，一日一夜，水下百刻而尽矣。"又曰："故卫气之行，一日一夜五十周于身，昼日行于阳二十五周，夜行于阴二十五周，周于五脏。"

人体发生的疾病，有旦慧、午安、夕加、夜甚的特点，提示我们要预判疾病的发生发展变化规律，提前采取措施，以治未病。

《灵枢·顺气一日分为四时》云："夫百病者，多以旦慧、昼安、夕加、夜甚……春生、夏长、秋收、冬藏，是气之常也，人亦应之。以一日分为四时，朝则为春，日中为夏，日入为秋，夜半为冬。朝则人气始生，病气衰，故旦慧；日中人气长，长则胜邪，故安；夕则人气始衰，邪气始生，故加；夜半人气入脏，邪气独居于身，故甚也。"

（3）综上所述，可以认识到天人相应是中医基础理论的根本和核心，是中医理论之魂，五运六气理论是天人相应思想观的具体应用体现。现代认识到：地球具有公转、自转规律，公转产生五季、五运，自转产生昼夜、阴阳。古人不知道公转、自转的道理，以二十八宿为参照物，以日月、五星、北斗的运行记录自然现象、物候规律、人体发病规律，并互为联系，是以自我为中心，对客观现象的真实记录，说明了五运六气理论的科学性。五运六气理论运用了古代的天文、地理、历法、物候、气象等研究成果，研究人体发病及预防治疗，承载着中华民族文化传承，是天人相应的具体表达，是中医基础理论的基础和渊源，是中医基础理论的核心，是中医理论皇冠上的明珠。

参考文献

1. 邹勇 . 五运六气入门与提高十二讲 [M]. 北京：人民卫生出版社，2017.

2. 汉·司马迁 . 史记 [M]. 北京：中华书局，2008.

3. 汉·班固 . 汉书 [M]. 北京：中华书局，2012.

4. 马巍骐 . 中医运气学简明解读 [M]. 北京：中国医药科技出版社，2009.

5. 顾植山 . 疫病钩沉 [M]. 北京：中国医药科技出版社，2015.

6. 苏颖 . 五运六气概论 [M]. 北京：中国中医药出版社，2016.

7. 张登本 . 中医学基础 [M]. 北京：中国中医药出版社，2012.

8. 李志庸 . 张景岳医学全书 [M]. 北京：中国中医药出版社，2015.

9. 杨威 . 五运六气研究 [M]. 北京：中国中医药出版社，2011.

10. 苏颖 . 五运六气探微 [M]. 北京：人民卫生出版社，2014.

11. 张培瑜 . 中国古代历法 [M]. 北京：中国科学技术出版社，2013.

12. 宋·范晔 . 后汉书 [M]. 北京：中华书局，2013.

13. 田和禄，王卿 . 五运六气天文历法基础知识 [M]. 太原：山西科学技术出版社，2016.

14. 邹勇 . 三因司天方解读 [M]. 北京：人民卫生出版社，2018.

15. 王友军 . 五气经天的天文学解读 [J]. 英国中医，2018，7（1）：8.